かかりつけ医が認知症・MCIを診る

第2版

藤井直樹 著
国立病院機構大牟田病院名誉院長

はじめに

　本書は，認知症が専門でないかかりつけ医の先生方を対象に，実地医療における認知症診療について解説したものです。

　認知症は，糖尿病や高血圧と同じように頻度の高い，誰にでも起こりうる病気です。早期発見（診断），早期治療が大事であるといわれています。しかしながら，わが国は，認知症の専門医や専門医療機関の数がまだまだ少ないのが現状です。

　専門医だけでは多数の患者の診療に対応できませんし，専門医療機関への受診を待っていたら手遅れになります。筆者は，かかりつけ医の先生方に積極的に認知症の患者さんを診ていただくことがどうしても必要だと考えています。

　糖尿病や高血圧の診療では，血液検査や血圧測定で得られた数値でかなりの評価・対応ができるのに対して，認知症診療では，診断や治療・対応について（数値では判定できないため）それなりの基礎知識の習得が求められます。本書は，かかりつけ医の先生方に積極的に認知症診療に取り組んでいただけるよう，先生方の日々の診療のお手伝いをさせていただく目的でまとめたものです。

　執筆にあたっては，本書を読んでいただいたかかりつけ医の先生方が以下のような目標に到達していただけるようにすることを心掛けました。

- ☐ 認知症の早期発見ができる
- ☐ アルツハイマー型認知症の初期診断ができる
- ☐ アルツハイマー型認知症の初期治療ができる
- ☐ アルツハイマー型認知症以外の主要な認知症疾患を疑うことができる（正確な診断に至らずとも）
- ☐ 必要に応じて認知症疾患医療センターや専門医へ紹介することができる
- ☐ 認知症診療に必要な多職種との連携がとれる
- ☐ 認知症の診療とケアに関する理解が深まる
- ☐ 認知症の患者や家族を支えることができる

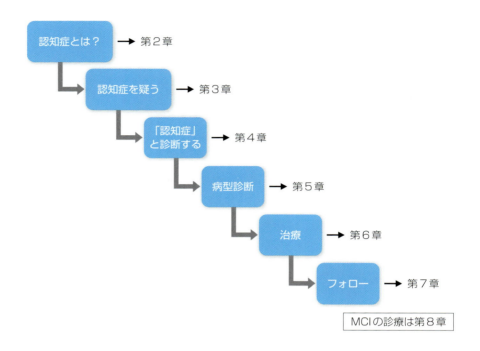

　内容は，筆者がこれまで認知症疾患医療センターの医師向け認知症研修会で講演してきた経験や，もの忘れ外来にご紹介いただいた患者さんの診療におけるかかりつけ医の先生方とのやり取りの経験をふまえ，かかりつけ医の先生方がご自身で認知症の診療に携わる際に参考となるであろう知識をまとめたものです〔より詳細な情報についてお知りになりたい場合は，認知症診療に関する優れた著書が多くありますので，そちらをご参照ください（参考図書（☞ 142 ページ）参照）〕。理解を深めていただく目的で，筆者が 10 年来，もの忘れ外来で経験した症例の中から参考になるものをできるだけ多く紹介するようにしました。

　本書は，かかりつけ医の先生が 1 人の受診者について①認知症かどうか疑う→②「認知症」と診断する→③どの病型か診断する→④治療を開始する→⑤フォローする――という実際の診療の手順に沿って構成しています（図）。実際の診療の場面で必要な箇所を適宜参考にしていただければと思います。

　本書がかかりつけ医の先生方の日々の認知症診療のお役に立てば幸いです。

2016 年 6 月

改訂にあたって

　本書は 2016 年 7 月に初版を上梓いたしましたが，おかげさまでかかりつけ医の先生方のみならずコメディカルの方々にもご支持いただくことができ，著者として望外の喜びとするところであります。

　初版発行後まだ 1 年半余りですが，この間改正道路交通法の施行（2017 年 3 月），新たなレビー小体型認知症の診断基準の発表（同年 6 月），認知症疾患診療ガイドライン 2017 の作成・発表（同年 8 月）などがあり，認知症をめぐる医療・社会情勢に変化が生じました。今回の改訂版ではこれらを踏まえ，より新しい知見や情報を提供するよう心掛けました。

　超高齢社会に突入したわが国において，認知症に関する情報が広く注目され，認知症をめぐる医療や社会の情勢が多くの人々の生活に直接・間接に影響を及ぼすようになってきています。かかりつけ医の先生方には認知症に関する新しく正しい知識をもとに地域医療を支えていただく尊い使命がおありと思います。本書が先生方の日々の診療に少しでもお役に立つことを願っております。

　　　　　　　　　　　　　　　　　　　　　　　　　　　　　　2018 年 1 月

目次

第1章
かかりつけ医が認知症を診るということ　　1

第2章
認知症とは　　5
 1　認知症の定義 …… 6
 2　認知症の症状 …… 8
  A　認知機能障害（中核症状）…… 8
  B　認知症のBPSD …… 13

第3章
認知症を疑う　　17

第4章
かかりつけ医が「認知症」と診断する　　21
 1　病歴聴取 …… 22
 2　診察 …… 22
 3　認知症のスクリーニング検査 …… 26
 4　認知症の画像検査 …… 28
 5　認知症の血液検査 …… 31
 6　その他の検査 …… 31
  A　神経心理検査 …… 31
  B　画像検査 …… 33
  C　脳波検査 …… 36
 7　認知症と診断する …… 36
 8　認知症と鑑別を要する病態 …… 37
  A　正常老化によるもの忘れ …… 37
  B　せん妄 …… 38
  C　うつ病（仮性認知症）…… 39

  D 妄想性障害 …… 40

第5章
かかりつけ医がどの病型か診断する   41

  1 アルツハイマー型認知症 …… 43
    A 概論 …… 43
    B 症例 …… 43
    C アルツハイマー型認知症の症状 …… 48
    D 臨床診断 …… 52
  2 レビー小体型認知症 …… 55
    A 概論 …… 55
    B 症例 …… 56
    C レビー小体型認知症の症状 …… 59
    D 臨床診断 …… 62
  3 血管性認知症 …… 67
    A 概論 …… 67
    B 症例 …… 67
    C 血管性認知症の症状 …… 71
    D 臨床診断 …… 73
  4 前頭側頭葉変性症 …… 77
    A 概論 …… 77
    B 症例 …… 78
    C 前頭側頭葉変性症の症状 …… 81
  5 高齢者タウオパチー …… 84
    A 概論 …… 84
    B 症例 …… 84
    C 代表的な高齢者タウオパチー …… 88
  6 特発性正常圧水頭症 …… 91
    A 概論 …… 91
    B 症例 …… 91
    C 特発性正常圧水頭症の症状, 検査, 診断 …… 92
  7 薬剤による認知機能障害 …… 94

8 脳外傷による高次脳機能障害 …… 96
　A 外傷による脳損傷の分類 …… 96
　B 慢性硬膜下血腫 …… 97
　C びまん性軸索損傷 …… 98
9 診断が難しい場合 …… 100
　A 重複脳病理 …… 100
　B 非定型な症状・所見 …… 100
　C 経過が速い場合 …… 100

第6章
かかりつけ医が治療を開始する　　103

1 各病型の薬物療法 …… 104
　A アルツハイマー型認知症の薬物療法 …… 104
　B レビー小体型認知症の薬物療法 …… 107
　C 血管性認知症の薬物療法 …… 108
　D 前頭側頭葉変性症の薬物療法 …… 109
　E 高齢者タウオパチーの治療 …… 109
2 認知症の非薬物療法 …… 109
3 BPSDへの対応と治療 …… 112

第7章
かかりつけ医がフォローする　　117

1 認知症者への対応・接し方 …… 119
2 介護者へのサポート …… 120
3 連携 …… 121
4 様々なサポート体制・制度 …… 124
　A 介護保険制度 …… 124
　B 成年後見制度 …… 124
　C 生命保険の「高度障害状態」認定による高度障害保険金支払い …… 126
　D 日常生活自立支援事業 …… 126
　E 虐待防止 …… 127
5 自動車運転 …… 127

  6　若年性認知症 …… 128
  7　人生の最終段階における医療 …… 129
  8　専門医へ依頼したほうがよい場合 …… 130

第8章
かかりつけ医がMCIを診断し，フォローする　　133
  1　軽度認知障害（MCI）とは …… 134
  2　MCIの診断 …… 136
  3　症例 …… 136
  4　MCIの転帰とフォロー …… 139

参考図書　　142
索引　　143

表一覧

表番号	タイトル	ページ
表 2–1	認知症や認知症様症状をきたす主な疾患・病態	7
表 2–2	主な認知機能障害	8
表 2–3	日常生活機能（ADL）の評価項目	8
表 2–4	日常生活機能（ADL）と認知症重症度	8
表 2–5	主な認知症の行動・心理症状（BPSD）	13
表 4–1	NIA-AA による認知症診断基準の要約	37
表 4–2	正常老化によるもの忘れ（生理的健忘）と認知症（主に AD）によるもの忘れとの違い	38
表 4–3	せん妄と認知症の鑑別	38
表 4–4	せん妄を起こしやすい薬剤	39
表 4–5	仮性認知症と認知症	39
表 5–1	日米の死亡統計の比較	48
表 5–2	FAST によるアルツハイマー型認知症の重症度の概略	51
表 5–3	NIA-AA による診断ガイドライン	53
表 5–4	レビー小体型認知症自験死亡症例の臨床および病理データ	59
表 5–5	レビー小体型認知症の患者が過敏性を示す薬剤	61
表 5–6	DLB の臨床診断基準（2017）	62
表 5–7	アルツハイマー型認知症とレビー小体型認知症の臨床徴候の比較	63
表 5–8	認知症剖検例におけるレビー小体型認知症の頻度	65
表 5–9	NINDS-AIREN による血管性認知症の診断基準の要約	72
表 5–10	Hachinski の虚血スコア	73
表 5–11	アルツハイマー型認知症と血管性認知症の臨床徴候の比較	74
表 5–12	前頭側頭葉変性症の分類と用語の変更	77
表 5–13	行動障害型前頭側頭型認知症の国際診断基準	82
表 5–14	アルツハイマー型認知症と行動障害型前頭側頭型認知症の主として病初期の臨床徴候の比較	83
表 5–15	神経原線維変化型老年期認知症の臨床診断ガイドライン	88
表 5–16	嗜銀顆粒性認知症の臨床診断基準	89
表 5–17	アルツハイマー型認知症と高齢者タウオパチーの臨床徴候の比較	90

表 5-18　認知機能障害をきたす薬剤 …… 94
表 5-19　外傷性脳損傷の分類 …… 96
表 6-1　アルツハイマー型認知症治療薬の特徴 …… 104
表 6-2　認知症高齢者に対するメンタルケアの原則 …… 110
表 6-3　認知症リハビリテーション …… 110
表 6-4　デイサービスとデイケアの違い …… 111
表 6-5　認知症疾患の BPSD 治療薬 …… 114
表 7-1　認知症者に対する介護者の姿勢の一般原則 …… 120
表 7-2　認知症ステージ別の福祉・医療の各組織の役割 …… 121
表 7-3　法定後見制度の 3 類型 …… 126
表 7-4　専門医へ依頼したほうがよい場合 …… 130
表 8-1　軽度認知障害（MCI）の概念 …… 136

症例一覧

【アルツハイマー型認知症】
- 症例1　MCIから経過を追えた症例 …… 43
- 症例2　高学歴でMMSEの点数が高かった症例 …… 45
- 症例3　若年性AD …… 46

【レビー小体型認知症】
- 症例4　典型的経過の症例 …… 56
- 症例5　嫉妬妄想が激しかった症例 …… 56
- 症例6　ドネペジルが有効だった症例 …… 57
- 症例7　ADとしてフォローしていたがDLBだった症例 …… 58

【血管性認知症】
- 症例8　階段状に認知症が悪化した症例 …… 67
- 症例9　単発の脳梗塞で認知症を発症した症例 …… 68
- 症例10　緩徐進行性の経過をとった症例 …… 69

【前頭側頭葉変性症】
- 症例11　行動障害型前頭側頭型認知症（bvFTD）が疑われた症例 …… 78
- 症例12　意味性認知症の一例 …… 79

【高齢者タウオパチー】
- 症例13　神経原線維変化型老年期認知症が臨床的に疑われる症例 …… 84
- 症例14　嗜銀顆粒性認知症が臨床的に疑われる症例 …… 86

【特発性正常圧水頭症】
- 症例15　シャント手術により認知症が改善した症例 …… 91

【軽度認知障害（MCI）】
- 症例16　MCIから認知症へ移行した症例 …… 136
- 症例17　MCIのまま経過した症例 …… 137
- 症例18　MCIから正常状態へ回復した症例 …… 138

第 1 章

かかりつけ医が認知症を診るということ

最近の全国規模での認知症の有病率調査によると，2012年現在，65歳以上人口の認知症の有病率は15%で，わが国の推定認知症有病者数は462万人です[1]。認知症は common disease といえます。

　認知症診療は，「診察に時間がかかる」「診断が難しい」「家族や介護関係者との関係に労力を要する」「なかなか治らない」といったイメージがあることから，かかりつけ医の先生方からは敬遠されがちです。しかし，専門医や専門医療機関のみで認知症の診療ができるでしょうか。2015年9月現在，認知症の専門医（日本認知症学会専門医および日本老年精神医学会専門医）は全国で1,000人強しかいません。また認知症疾患医療センターは全国で375施設（2016年12月現在）しかありません。この人材・施設数で多くの認知症の患者を診断し加療していくことはできません。かかりつけ医の先生方にもぜひ認知症診療を担っていただかなければならないと筆者は考えています。

　東京都医師会前会長の野中[2]は「認知症の早期の対応が可能となるために，生活者の医療と生活を支える役割を有する『かかりつけ医』がまず認知症を理解し，地域の生活者の理解を深める活動こそ重要である」と述べています。また，弓倉[3]は「認知症診療でかかりつけ医が果たすべき役割」として，次の4点を挙げています。

①早期段階での気づき役になる。
②「認知症ではないか」という心配や相談があったときに適切な対応をとる。

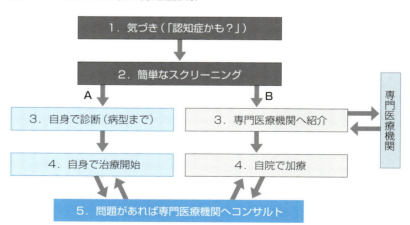

図 1-1　かかりつけ医の認知症診療

③認知症高齢者の慢性疾患（高血圧や糖尿病など）の継続的な診察および健康管理を行う。

④家族の話や悩みを聞き，精神的支えとなるとともに，BPSD（認知症の行動・心理症状）などで困る場合は適切な専門医療機関への紹介や適切な介護サービスの提案を行う。

かかりつけ医が認知症を疑う受診者の診療を進めるやり方として，図1–1のように，認知症の疑いから簡単なスクリーニングを行った後，自ら認知症の病型診断まで行い，治療を始めるやり方（A）と，診断（場合によっては治療の初期導入まで）を専門医療機関に委ね，以降自院で加療を続けるやり方（B）と2通りあります。いずれのやり方でも，経過中に医学的な問題が生じた場合や定期的な病状評価を行う場合には，認知症疾患医療センターなど専門医療機関へコンサルトすることができますので，何から何まですべて1人でやらないといけないということではありません。

認知症診療においては早期発見・早期診断が大事であるといわれています。主な理由は以下の5点です。

図 1–2 抗認知症薬投与による認知症症状の進行抑制
アルツハイマー型認知症やレビー小体型認知症では，抗認知症薬投与による治療開始（A. 通常の治療）により，認知症症状の進行を抑制することが期待できます。診断が早期になされ，治療がより早期に開始された場合（B），いっそうの進行抑制効果が見込まれます。ただし，治療していても認知症症状は進行していきます。

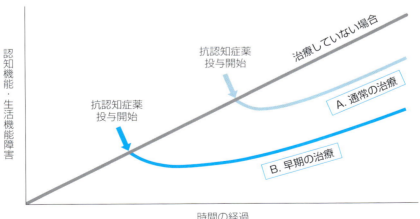

①認知症疾患の中には治療により改善する疾患があります。正常圧水頭症，慢性硬膜下血腫，甲状腺機能低下症などで，認知症全体のうち5％程度の頻度とされています。これらはきちんと治療すれば改善しますが，発見が遅いと手遅れとなります。

②早期に診断し，適切な投薬（アルツハイマー型認知症やレビー小体型認知症における，いわゆる抗認知症薬の投与）により，症状の進行を遅らせることや認知症症状を軽減させることが期待できます（図1-2）。

③早期に発見し，早期にリハビリや適切なケアを施すことにより廃用を防ぐことが期待できます。

④早期に病型診断がついていると，病型により特徴の異なる徴候に対しても適切なケアや対応ができます。

⑤多くの認知症者では，早期にはまだある程度の判断力は保たれていることが多いので，早期に診断することにより，資産などの身辺整理，成年後見制度の利用，終末期の診療方針などについての自己決定を事前に下しておくことができます〔第7章参照〕。

かかりつけ医が関わることで早期発見と早期診断がなされれば，このような利点が期待できます。

文献

1) 朝田　隆, 他：厚生労働科学研究費補助金（認知症対策総合研究事業）「都市部における認知症有病率と認知症の生活機能障害への対応」. 平成23年度～平成24年度総合研究報告書. 2013.
2) 野中　博：認知症の地域連携に必要なもの. Cognition and Dementia. 2013；12（2）：41-6.
3) 弓倉　整：認知症診療でかかりつけ医が果たすべきこと. Clinician. 2012；59：432-6.

第2章

認知症とは

1 認知症の定義

　認知症は「頭痛」や「発熱」と同じように 1 つの状態を指す言葉であり，病名ではありません。その原因には多くの疾患・病態があるとされています。表 2–1 に，そのうちの主要なものを挙げます[1]。かつては「痴呆」と呼ばれていましたが，侮蔑的な響きがあるとされ，現在では「認知症」と呼ばれるようになりました。

　認知症の定義はいくつか提唱されていますが，一般的には，「正常に達した知的機能が後天的な器質性障害によって持続性に低下し，日常生活や社会生活に支障をきたすようになった状態で，それが意識障害のないときにみられる」[1]ものとされます。すなわち，認知機能に障害が生じ，そのために日常生活に支障をきたす状態です。したがって，認知機能が低下していても日常生活に支障がない場合には認知症とはいえません。

　それでは「認知機能」とは何か。認知機能とは記憶のみならず，遂行（実行）機能，視空間認知，言語，行為，注意，意欲，思考，判断，見当識など，大脳皮質で営まれる様々な能力の総合的な機能のことです。主要な認知機能障害を表 2–2 に挙げます。

　次に，「日常生活」の評価はどう行うのか。日常生活機能（activity of daily living：ADL）を評価する際，基本的 ADL とやや複雑な道具的（手段的）ADL に分けるとわかりやすいでしょう（表 2–3）。認知症の進行に伴い，道具的 ADL →基本的 ADL の順に障害されます。

　認知症と診断するためには，対象者の認知機能と日常生活を正しく把握することが欠かせないため，対象者の日頃の様子をよく知る家族などからそれらの情報を得ることが必須となります（やむなく情報が得られない場合もありますが，できる限りこれらの情報を集める努力をしなければなりません）。

　一般に認知症では認知機能障害の推移と ADL とはおよそ一致するとされています[2]。ADL の障害のパターンで認知症の重症度を（すべての病型においてではありませんが）ある程度判定することができます（表 2–4）。

表 2–1　認知症や認知症様症状をきたす主な疾患・病態

1. 中枢神経変性疾患
    - アルツハイマー型認知症
    - レビー小体型認知症
    - 前頭側頭葉変性症
    - 認知症を伴うパーキンソン病
    - 進行性核上性麻痺
    - 大脳皮質基底核変性症
    - ハンチントン病
    - 嗜銀顆粒性認知症
    - 神経原線維変化型老年期認知症
    - その他
2. 血管性認知症（VaD）
    - 多発梗塞性認知症
    - 戦略的な部位の単一病変によるVaD
    - 小血管病変性認知症
    - 低灌流性 VaD
    - 脳出血性 VaD
    - その他
3. 脳腫瘍
    - 原発性脳腫瘍
    - 転移性脳腫瘍
    - 癌性髄膜症
4. 正常圧水頭症
5. 頭部外傷
    - 慢性硬膜下血腫
    - びまん性軸索損傷
    - その他
6. 無酸素あるいは低酸素脳症
7. 神経感染症
    - 急性ウイルス性脳炎（単純ヘルペス，日本脳炎など）
    - HIV 感染症（AIDS）
    - クロイツフェルト–ヤコブ病などのプリオン病
    - 亜急性硬化性全脳炎・亜急性風疹全脳炎
    - 進行麻痺（神経梅毒）
    - 亜急性・慢性髄膜炎（結核，真菌性）
    - 脳膿瘍
    - その他
8. 臓器不全および関連疾患
    - 腎不全，透析脳症
    - 肝不全，門脈肝静脈シャント
    - 慢性心不全
    - 慢性呼吸不全
    - その他
9. 内分泌機能異常症および関連疾患
    - 甲状腺機能低下症
    - 副腎皮質機能低下症
    - 副甲状腺機能亢進または低下症
    - クッシング症候群
    - 反復性低血糖
    - その他
10. 欠乏性疾患，中毒性疾患，代謝性疾患
    - 慢性アルコール中毒（Wernicke-Korsakoff 症候群，ペラグラ，Marchiafava-Bignami 病，アルコール性）
    - 一酸化炭素中毒
    - ビタミン B_{12} 欠乏，葉酸欠乏
    - 薬物中毒
        - 抗癌薬（5-FU，メトトレキサート，カルモフール，シタラビンなど）
        - 向精神薬（ベンゾジアゼピン系，抗うつ薬，抗精神病薬など）
        - 抗菌薬
        - 抗痙攣薬
    - 金属中毒（水銀，マンガン，鉛など）
    - ウィルソン病
    - 遅発性尿素サイクル酵素欠損症
    - その他
11. 脱髄性疾患などの自己免疫性疾患
    - 多発性硬化症
    - 急性散在性脳脊髄炎
    - ベーチェット病
    - シェーグレン症候群
    - 辺縁系脳炎（傍腫瘍症候群）
    - その他
12. 蓄積症
    - 遅発型スフィンゴリピドーシス
    - 副腎白質ジストロフィー
    - 脳腱黄色腫症
    - neuronal ceroid lipofuscinosis
    - 糖原病
    - その他
13. その他
    - ミトコンドリア脳筋症
    - 筋強直性ジストロフィー
    - Fahr 病
    - その他

* 和田健二，他：認知症の定義，病態，分類と疫学．medicina，医学書院，2007；44（6）：p1042–3 より許諾を得て改変し転載

表 2–2 主な認知機能障害

- 記憶障害
- 遂行（実行）機能障害
- 視空間認知障害
- 失語
- 失行
- 失認
- 行動障害
- 見当識障害

表 2–3 日常生活機能（ADL）の評価項目

基本的 ADL	道具的 ADL
● 食事	● 家事
● 排泄	● 服薬管理
● 入浴	● 金銭管理
● 整容	● 買物
● 更衣	● 電話の使用
● 移動	● 乗り物を使った移動

表 2–4 日常生活機能（ADL）と認知症重症度

	基本的 ADL	道具的 ADL	介助の必要性
軽度認知症	支障なし	支障あり	少ない
中等度認知症	支障あり	かなり支障あり	ある程度必要
重度認知症	ほとんど機能消失	機能消失	常時必要

※表の重症度分類はすべての認知症の病型で当てはまるわけではありません。

2 認知症の症状

認知症の症状は，認知機能障害（中核症状）と認知症の行動・心理症状（behavioral and psychological symptoms of dementia：BPSD）に大別されます。

A 認知機能障害（中核症状）

表 2–2 に挙げた記憶障害，遂行（実行）機能障害，視空間認知障害，失語，失行，失認，行動障害，見当識障害などがあります。

1）記憶障害

記憶は認知機能の最も中心となるものです。記憶はその情報内容から，陳述記憶と非陳述記憶に分けられます（図 2–1）。

陳述記憶は，その内容を言葉で説明できるもので，さらにエピソード記憶（孫の結婚や海外旅行など個人の出来事や社会的出来事などの記憶）と意味記

図 2-1 記憶内容による記憶の分類

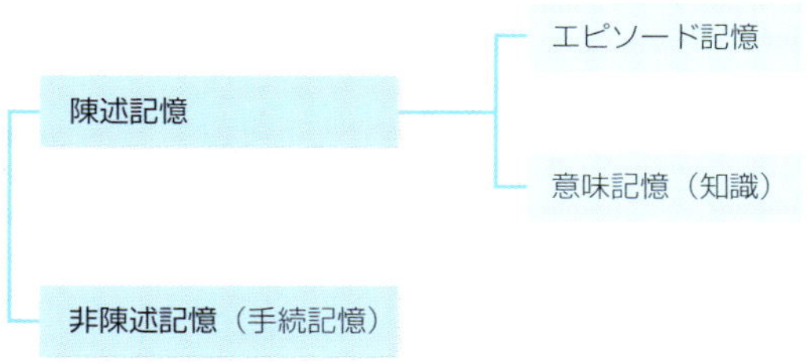

```
陳述記憶 ─┬─ エピソード記憶
         └─ 意味記憶（知識）
非陳述記憶（手続記憶）
```

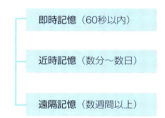

図 2-2 保持時間による記憶の分類

即時記憶（60秒以内）
近時記憶（数分〜数日）
遠隔記憶（数週間以上）

憶（「バナナ」の意味を皆が知っているように世間一般に通じる知識の記憶）に分かれます。

非陳述記憶は，自転車の運転，水泳など無意識のうちに「身体が覚えた」記憶です。

また記憶の保持時間による分類もあります（図 2-2）。

陳述記憶のプロセスには，登録，把持，想起の3過程があり，このいずれの過程が障害されても記憶障害が出現します。登録，想起には側頭葉内側にある海馬が深く関与しています。

最も頻度の高い認知症であるアルツハイマー型認知症（Alzheimer's disease：AD）では，記憶障害はほぼ全例に認められ，病初期には近時記憶障害が前景となり，進行性に，かつ全般性に増悪します。

その他の記憶として作業記憶（ワーキングメモリ）があります。作業記憶は，電話番号を記憶して電話をかけるときのような，また買物，料理，読書，会話，暗算など日常生活の多くの場面で使われる記憶システムです。ある課題遂行に必要な情報を，それが必要とされる期間，一時的に保持される記憶であり，行動のための記憶です。通常，課題終了とともに記憶内容は消失します。複雑な脳機能であり，前頭前野が重要な役割を持つとされます。

2）遂行（実行）機能障害

遂行機能とは，目的を持った一連の行動について計画を立て効果的に成し遂げる能力のことで，前頭葉の機能とされています。その障害では，仕事や家事の能力が低下し，服薬管理や金銭管理ができなくなります。

3）視空間認知障害

視空間認知とは，（視力には異常がない状態での）眼前の複数の物体同士の空

間的関係や自分と他の物体との空間的関係に関する認識です。その障害では，行き慣れた場所に向かうのに道順がわからなくなる，車の車庫入れがうまくできない，布団を布団カバーの中に収めきれない，家の中でもトイレの場所がわからない，といったように日常生活に支障をきたすようになります。進行すると，衣服の袖に腕を通す，椅子に座る，などの簡単な日常生活動作もかなわなくなってきます。頭頂−後頭葉の機能の低下によるとされます。

4）失語

　失語は，言語の機能が大脳病変により障害された状態です。頻度の高い AD やレビー小体型認知症（dementia with Lewy bodies：DLB）においてみられる失語の具体的な症状としては，喚語困難（物の名前がさっと出てこず「あれ」

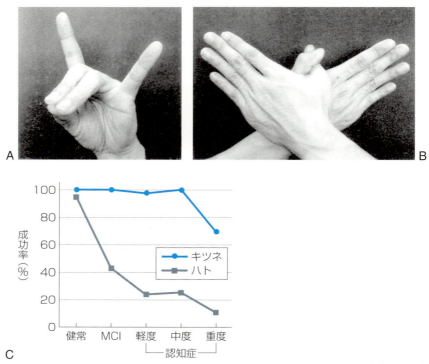

図 2–3　山口式キツネ・ハト模倣テスト
検者の手指で作ったキツネ（A）とハト（B）の模倣をしてもらいます。キツネは中等度の認知症の人までほぼ全員ができますが，ハトは軽度認知障害（MCI）・軽度認知症の人でもできない人が多くなります（C）。

〔文献3より〕

「これ」などと言う，TVの画面の歌手の名前が出てこない，会話中該当する言葉が出てこない，など）がよくみられます。話し方は流暢で復唱は保たれます。病変部位は，言語中枢が存在する優位半球シルビウス裂周囲の比較的広範な部位とされています。言語機能が病初期から選択的に障害される特殊なタイプの認知症疾患として，意味性認知症と進行性非流暢性失語があります〔第5章（☞81ページ）参照〕。

5）失行

失行は，麻痺などの運動機能の異常がないにもかかわらず，目的とする行為ができないことをいいます。観念運動失行，観念失行，構成失行などがあります。

観念運動失行は，自動的行為と意図的行為との間に乖離がみられるものです。日常生活では実際に物品を使用することはできるのに，物品使用の模倣（パントマイム）や道具を用いない行為（ジェスチャー）ができません（毎朝歯ブラシで歯を磨いているのに，磨くマネだけをさせるとできない）。

観念失行は器具・機械の使い方がわからない道具使用の障害（紙を半分に折ることができない）や複数の物品を系列的に使用することの障害（便箋を封筒の中に入れることができない）です。いずれの失行も頭頂葉の障害によるもので，ADやDLBでは中等度以上に進行してからみられます。

一方，構成失行は，視覚的認知とそれに対応した行為との離断現象であり，手指でキツネ（片手で）やハト（両手で）を作ることができない（図2–3），透視立方体の模写ができない（図2–4），認知症のスクリーニング検査であるMMSE〔第4章（☞27ページ）参照〕の中の重なり合った五角形の模写課題がで

図 2–4 透視立方体模写
透視立方体Aを模写してもらいます。B，C，Dはアルツハイマー型認知症の同一患者にみられた模写の異常です。経時的に悪化しています。Bは初診時（70歳）でMCI（CDR 0.5）の状態，Cは2年後（72歳）でCDR 1，Dは4年後（74歳）でCDR 2の状態。

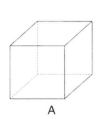 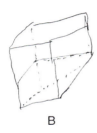 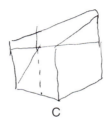 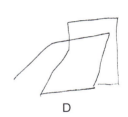

A　　　　　B　　　　　C　　　　　D

きない，などで確認できます．主に優位半球の頭頂葉の障害で起こります．この部位は AD や DLB で早期より障害される部位であり，これらの疾患では病初期より異常を認めることが多く，AD や DLB の早期診断上意義が高い，重要な所見です．症候は両側性にみられます．

　この構成失行は，同じく頭頂葉機能と関連する視空間認知との連絡の乖離で生じる症状であるため，純粋の失行とはみなされず，最近では**構成障害**と呼ばれることが多くなりました．

6）失認

　失認は，感覚器官に異常がないにもかかわらず，正確な知覚ができないことで，視覚失認，聴覚失認，触覚失認，相貌失認などがあります．認知症性疾患では，見えているものが何かわからない，色がわからない，などの視覚失認の頻度が多く認められます．相貌失認は，熟知した顔を見て誰だかわからないというものです〔第 5 章（☞ 83 ページ）参照〕．

7）行動障害

　認知症にみられる**行動障害**には，常同・強迫行動（毎日決まった時刻に決まったコースを歩く，デイサービスでは決まった椅子に座る，など），脱抑制行動（コンビニに入り断りもなく勝手にジュースを飲み，金を払わずに出ようとするなど反社会的な"わが道を行く"行動），食行動の変化（食欲の異常亢進，甘いものを大量に食べるといった嗜好の変化など）などがあります．脱抑制の責任病巣は前頭葉と考えられています．これらの症状は前頭葉を主病変とする前頭側頭型認知症（frontotemporal dementia：FTD）において特徴的な症状です．AD では病期がかなり進行しないと目立ちません．

8）見当識障害

　見当識とは，時間，場所，人物を同定する能力であり，この能力の障害が**見当識障害**です．AD の場合，まず時間の見当識が障害され，その後，病状の進行に伴い場所の見当識障害，さらに進んで人物の見当識障害が出現してきます．見当識は記憶，注意，視覚認知といった様々な認知機能によって維持されており，単一の認知機能の障害ではありません．また意識レベルが低下した場合も見当識障害を起こします．

B 認知症のBPSD

　BPSD（認知症の行動・心理症状）は，認知症（原因疾患を問わない）の患者にみられる様々な行動障害や心理症状です．具体的には，BPSDの行動症状には，攻撃性（暴言・暴力），徘徊，不穏・興奮，性的逸脱行動などがあり，心理症状には，不安，うつ症状，アパシー，幻覚，妄想などがあります（表2-5）．従来，認知症の中核症状（認知機能障害）に対して周辺症状といわれていたものがほぼ網羅されます．認知症者にBPSDが合併する頻度は，本邦の報告では約80％と高率です[4]．

　BPSDは通常，認知機能障害が出現した後に認められます．BPSDは，認知症のどの時期においても出現する可能性はありますが，中期に出現することが多く，またいつまでも続くわけではありません．

　認知症の経過中に出現するBPSDは，その数や重症度は認知機能障害の内容や程度とは通常一致せず，患者ごとに様相が異なります．それはBPSDが，①身体面の不調（尿路感染症等の身体疾患や栄養不良など），②心理面の変化（近親者やペットの喪失体験，死への恐怖感，経済的不安など），③生活面の変化（転居，施設入所等による環境の変化やケア・対応の変化など）――といった複数の要因が，単独で，あるいは相互に作用し起こる（図2-5）ものであり，その発症の機序に個別性があるからです．

　BPSDの存在は，介護者にとっては認知機能障害よりも大きな精神的ストレスとなります．BPSDが放置されると患者は入院や入所を余儀なくされる状況となる場合があります．一方，BPSDは認知機能障害とは異なり，薬物療法や非薬物的介入に反応し症状が軽減・消褪する可能性もあります．BPSDへの対応と治療については後述します〔第6章（☞112ページ）参照〕．

表 2-5　主な認知症の行動・心理症状（BPSD）

行動症状	心理症状
攻撃性（暴言・暴力） 徘徊 不穏・興奮 性的逸脱行動	不安 うつ症状 アパシー 幻覚 妄想

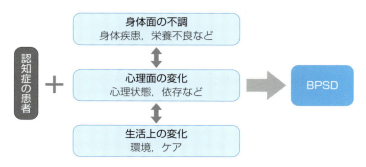

図 2-5　BPSD の発症に関連する要因

1）攻撃性

　攻撃性（暴言・暴力）は，AD の初期〜中期にみられることがあります。また性格変化を伴う前頭側頭型認知症でもみられることがあります。イライラして些細なことで不機嫌になる，怒り出すなどの**易怒性**は，AD 初期にみられます。攻撃性や易怒性は，患者自身がもの忘れなどの不調を自覚し不安・焦燥感が募ってきているのを介護者が理解せず，非難したり誤りを訂正したり行動を制止したりするときに多く認められます。介護者が患者に対して受容的で自尊心を重んじる対応をとると改善する場合もあります。また易怒性は，AD や DLB の治療薬のコリンエステラーゼ阻害薬の副作用としてもしばしばみられる症状であり，注意が必要です。

2）徘徊

　徘徊はどこともなく歩き回るように見える行動ですが，患者本人には本人なりの目的（実家へ帰る，仕事に行くなど）があっての行動であることが多いようです。BPSD の中でも出現頻度の高いものです。対応に苦慮することが多く，介護者の大きな負担となります。

　徘徊は，徘徊する本人の身体的安全，介護者の介護負担，入院・入所の検討など様々な問題を孕んでいます。徘徊に類似した症状に**周回**（毎日同じコースを歩き続ける）があり，これは FTD にみられる常同行動の 1 つです。

3）不穏・興奮

　不穏とは落ち着かない状態，**興奮**とは気持ちの高ぶりを抑えられない状態で，叫声を発する場合もあります。ある程度進行した中等度以降の認知症者で認められます。

4）不安

不安は，自身の認知機能障害の悪化に対して抱く気分で，軽度の認知症者に多くみられ，認知症が重度になると軽減していきます。認知症者に認められる特徴的な不安症状として，将来の行事や約束について必要以上に繰り返し尋ねる，一人で取り残される恐怖のため「一人にしないでくれ」と繰り返し頼む，介護者の後をつきまとう，などがあります。いずれも介護者にとって大きな負担となります。また認知症における不安は，不穏・興奮や徘徊など他の BPSD の発現に関係することもあります。

5）うつ症状

認知症に伴う BPSD としてのうつ症状には，精神症状（気分の落ち込み，喜びの欠如，喪失感など）と身体症状（食欲低下，不眠，慢性頭痛など）があります。うつ症状は AD や DLB の初期によく出現します。高齢者にみられるうつ症状が，認知症に伴ううつ状態なのか，うつ病によるものなのか，判断が難しい場合があります〔第 4 章（☞ 39 ページ）参照〕。

6）アパシー

一方，うつ症状と同様に無気力で自発性が低下しているが，うつ症状と異なり悲壮感を伴っていない状態は**アパシー**と呼ばれ，うつ症状とは区別されます。興味や関心の低下はどちらの状態でも認められますが，うつ症状では悲観的で自責的となり，本人が苦痛を感じ訴えることが多いのに対して，アパシーの場合，本人は苦痛とは感じていません（家族は心配します）。血管性認知症（vascular dementia：VaD）では，うつ症状の合併は 10% 程度ですが，アパシーが高率（80% くらい）にみられます。アパシーの責任病巣は前頭葉と考えられています。

7）幻覚

幻覚とは，現実の外的刺激に関連しない間違った知覚認知です。認知症者で最も多いのは幻視で，DLB で特徴的です（出現率約 80%）。

8）妄想

妄想は外的現実についての間違った推理に基づく誤った確信です。最もよくみられる妄想は，自分の大事な物（財布や通帳など）が盗まれるという「もの

盗られ妄想」で，初期の AD でよくみられます．

　次いで，人物誤認妄想（幻の同居人，カプグラ症候群，テレビ徴候，鏡徴候など）が多く出現します．「幻の同居人」は自分の家に見知らぬ人が入りこんでいると訴えるもの，「カプグラ症候群」は配偶者や子など自分の身近な人物が他人と入れ替わってしまった替え玉であると確信するもので，いずれも DLB でよく出現します．「テレビ徴候」はテレビ画面の映像を実在のものと誤認するもの，「鏡徴候」は鏡に映った自分を他人と認識するものです．

　その他，見捨てられ妄想（自分が見捨てられると確信し，介護者を責める），迫害妄想（自分を敵視する個人・組織から迫害を加えられるという妄想），嫉妬妄想（配偶者が性的な不実を働いていると思い込む）などの被害的内容の妄想が多くみられます．

文献

1) 和田健二, 他：認知症の概念・定義. 認知症テキストブック. 日本認知症学会, 編. 中外医学社, 2008, p8-14.
2) 本間　明：認知症の評価尺度. 認知症テキストブック. 日本認知症学会, 編. 中外医学社, 2008, p114.
3) 山口晴保, 編著：認知症の正しい理解と包括的医療・ケアのポイント. 第 2 版. 協同医書出版社, 2010, p226-7.
4) 「認知症疾患治療ガイドライン」作成合同委員会, 編：認知症疾患治療ガイドライン 2010 コンパクト版 2012. 医学書院, 2012, p24.

第 3 章

認知症を疑う

高齢者の絶対数が増加傾向にある現在，65 歳以上の高齢者の 7 人に 1 人が認知症といわれ，我々の周囲には既知の，あるいは未発見の認知症者が多くおられます。一方，認知症診療においては早期発見の重要性が指摘されています。かかりつけ医の先生方が日々診療している多くの患者さんの中に，まだ未発見の認知症者が潜んでいる可能性があります。

　アルツハイマー型認知症（AD）の患者の場合，初期の頃は取り繕いがうまく，診察室での会話だけでは認知機能に問題はないように判断してしまう（初期の認知症を見逃してしまう）ことがあり得ます。だからといって，早期発見のために業務多忙なかかりつけ医が全受診者に神経心理テストを実施してスクリーニングをするということは実際的ではないでしょう。

　ここでは，診療の中のひと手間で，「ひょっとしてこの患者…」と察知できるような，簡単だが感度が高い問診とテストを紹介します。

1.「最近のニュースは何ですか？」

　高橋[1]によると，「最近のニュースは何ですか？」という問いに対して，健常高齢者は適切な回答をするが，認知症者では「わからない」という応答や不正確な応答のほかに「特に注意をしていないので覚えていません」「いろんなことがあるので，いちいち覚えていません」など，取り繕い応答を返す

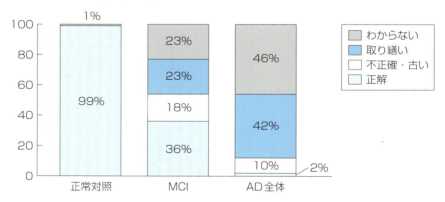

図 3-1　「最近のニュースは何ですか」に対する応答パターンの分布

MCI：mild cognitive impairment（軽度認知障害）
AD：Alzheimer's disease（アルツハイマー型認知症）

〔文献 1 より〕

頻度が高く，取り繕い応答と不正解は AD を 90％ 以上の高い陽性率でスクリーニングできる，としています（図 3–1）。

この質問は AD の初期の状態に気づく感度の高い問診です．診察の合間にさりげなく聞けますし，時間もかからないので有用です．

2. 山口式キツネ・ハト模倣テスト

図 2–3（☞ 10 ページ）のように，検者が手指で作ったキツネ（片手）とハト（両手）を見せて，被検者に模倣してもらう検査です．山口[2]によると，キツネ作りは中等度認知症まではほぼ全員ができます（できなければ重度認知症）が，ハト作りは軽度認知症者でも 8 割近くができません．

このテストは構成障害の有無を確認する検査です．早期より構成障害がみられる AD やレビー小体型認知症では本テストは早期発見に有用です．時間もかかりません．

文献

1) 高橋　智：軽度認知障害（MCI）の臨床．医学のあゆみ．2010；235（11）：673–8．
2) 山口晴保，編著：認知症の正しい理解と包括的医療・ケアのポイント．第 2 版．協同医書出版社，2010，p226–7．

第4章

かかりつけ医が「認知症」と診断する

> 日常診療の場で認知症が疑われる受診者については，次のステップとして，その人が認知症であるか否かを判定（診断）する必要があります。認知症の初動診療では，病歴聴取，診察，スクリーニング検査を行い，画像検査，血液検査を参考にし，総合的に認知症の有無を診断します。

1 病歴聴取

認知症の診断にあたっては，対象者の日頃の生活ぶり，言動，態度，気分などについての客観的な情報入手（病歴聴取）が欠かせません。この場合，対象者の平素の状態をよく知っている人（同居の家族，施設入所者であれば施設職員，独居者であれば近所の住人や民生委員・地域包括支援センター職員など）から話を聞くことが必須となります。

日常の外来診療では，患者が1人で通院してくることも多いでしょうが，認知症が疑われる場合，最低でも一度は本人をよく知る人に来てもらい，直接話を聞く必要があります。この際の病歴聴取は，本人には席を外してもらった状態で行います。本人が同席した場での聴取では，本人への遠慮や本人を傷つけたくない思いから，真実が報告されない場合があるからです。本人に対する認知症に関する問診は別途行います。

また，他院からの投薬があれば，その処方内容を確認します。

2 診察

認知症の定義は「意識障害のない状態での認知機能の異常と日常生活の支障」であるため，当該患者には意識障害がないことの確認がまず必要です。意識障害があれば認知症の診断は下せません（認知症の患者に意識障害が合併し，せん妄などを起こすことはあります）。

認知症の患者数の約半分を占めるアルツハイマー型認知症（AD）では，病初期から中期にかけて神経徴候に異常を呈することはありません。一方，ADに次いで頻度の高い認知症疾患であるレビー小体型認知症（DLB）や血管性認知症（VaD），前頭側頭型認知症（FTD）では，異常神経徴候を呈することが

図 4-1　バレー徴候

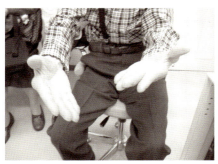
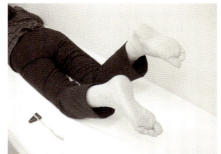

上肢のバレー徴候
手掌を上に向けて上肢を前へ拳上したままそれを保つ姿位を，閉眼で行ってもらう。軽い麻痺（写真では右上肢）があると，麻痺肢は次第に内転し下降してくる。

下肢のバレー徴候
腹臥位になってもらい，両下腿を約 45 度拳上した位置に保ってもらう。軽い麻痺がある（写真では左下肢）と麻痺側の下腿が落下してくる。

多くみられます（必ず呈するとは限りませんが）。

　各病型については第 5 章で詳述しますが，認知症の診断，さらには病型診断のためには神経学的診察による異常神経徴候の有無の確認は欠かせません。かかりつけ医の先生方の診療の場で，フルに神経学的診察を行うのは現実的ではなく，またその必要もないと考えますが，最低限，麻痺，パーキンソン徴候，歩行状態の評価は必要でしょう。上下肢の軽い片麻痺の評価はいわゆるバレー徴候（呼称や手技については異説あり）[1]（図 4-1）で確認できます。パーキンソン徴候は，4 大徴候のうちの 2 つ以上が認められれば陽性となります。

パーキンソン徴候

4 大徴候：
①振戦	四肢末端や下顎にみられる速く規則的な不随意運動
②筋固縮（筋強剛）	筋のトーヌス（緊張状態）の亢進した状態。検者が感じる他覚所見
③動作緩慢（無動症）	すべての動作がゆっくりで時間がかかること
④姿勢反射障害	姿勢を保つことが困難となり，身体が傾いたり倒れやすくなること

その他の症状：仮面様顔貌，姿勢異常（前傾前屈姿勢で，肘関節・膝関節が軽く屈曲），歩行障害（腕の振りが乏しい，小刻み歩行，突進現象，すくみ足），構音障害（小声で単調）

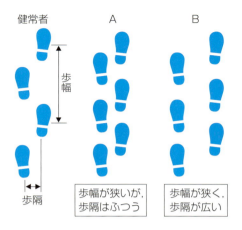

図 4–2　歩行の様子（足跡）

健常者　　A　　B

歩幅／歩隔

A: 歩幅が狭いが、歩隔はふつう
B: 歩幅が狭く、歩隔が広い

　歩行の様子（図 4–2）では，A のような足の運び（いわゆる小刻み歩行）が DLB，パーキンソン病でみられます。一方，B のような歩行は，正常圧水頭症や進行性核上性麻痺でみられます。

　認知機能に関しては，別途行う認知症のスクリーニング検査（MMSE または HDS-R）で認知機能を包括的に評価するので，診察の場では記憶障害の有無（最近の出来事や前夜の食事内容を問う），構成障害の有無（キツネ・ハト模倣テスト，透視立方体模写）〔第 2 章（☞ 11 ページ）参照〕，言語障害の有無（呼称と復唱，語の意味理解の確認）などの評価を行います。語の意味理解の障害（語義失語〔第 5 章（☞ 81 ページ）参照〕）では，「あなたの利き手は？」と質問したとき，「利き手」の意味記憶に障害のある患者では「利き手ってなんですか？」と問い返します（インテリジェンスが低い場合も答えられないことがあります）。

　高齢者に多くみられる症状で注意が必要なものに難聴があります。認知症が疑われるが，高度難聴のある高齢者の場合，次のようなケースもあるので，一度は外耳道を覗き，必要であれば耳鼻科受診を勧めます。

耳垢が高度難聴の原因だった高齢者の事例

落合安家（落合耳鼻咽喉科医院院長）「たかがみみくそ，されどみみくそ」より

［前略］
　最近も，うつ病，認知症かな，と思われる高齢者が家族同伴で来院されました。どこが悪いのですかとの問いに，反応がありません。両耳に補聴器

を装用しておられますので難聴に違いありません。同伴者が以前は補聴器が役にたっていたのが最近は全く聞こえないようですと申されました。まず両方共補聴器を外して下さいと外させると，別に補聴器の故障ではありません。耳を診せてもらうと両外耳道は完全にやや硬い耳垢で詰まった状態でした。

　今まで自分で耳垢を取ったことも，取ってもらったことも，耳鼻科に受診したこともなく，聞こえないのは年のためかと思っていたらしいのです。耳垢除去，特に外耳道入口部より深部まで完全閉塞しているものは除去には大変時間と労力を要することは，皆経験されることと思います。できればその日のうちに，1 回で除去できれば幸いです。私は特別に加工した私用の耳用異物鈎で，外耳道壁より少しずつ剥離し少しの間隙を作り，鼻用鑷子（耳用では先が細いので耳垢が切れ易く，また挟む力が弱い）を少しずつ奥に挿入し，耳垢を完全に挟み込んだら，鑷子を持った手先をごく細かく振動させながら耳垢を摘出しますと，耳垢を崩すことなく一体とし取り出せます。まるでゴム栓様の耳垢を，患者や同伴者に見てもらうことができれば苦労が報われるというものです。鼓膜の所見も異常なく，聴こえますか，と聞いても暫くはきょとんとしておられました。他側も全く同様で両側の耳垢栓塞除去だけで，外来十数人分の時間と労力を要しました。結果は標準純音聴力検査で，会話音域平均両耳共 40 db，加齢平均並みで補聴器なしでほとんど普通に会話ができるようになりました。今までの補聴器は何だったのか，今までのうつ～認知症的な顔貌とは違い，驚くほど明るい表情になられました。今まで長い間の難聴により，家族との会話も，社会とのコミュニケーションも取れず，自閉的になっておられたようで，知的障害も特にありませんでした。取り出した耳垢を大切な宝のように持って帰られました。

　［中略］

　最近は認知症，うつ病に対するマスコミ報道や，サプリメント広告ばやりですが，難聴が原因で会話が不得手，コミュニケーション困難，家族との団欒もできず孤独になる方がかなり多数あることと思います。先の例のように意外と短時日で治るものや，補聴器の不具合の場合もあります。

　まず受診して正しい診断を受けることが認知症やうつの予防にもなると思います。

（大牟田医師会発行『大牟田メディカルタイムズ』2015 年 3 月号）

3 認知症のスクリーニング検査

　認知症のスクリーニング検査として，Mini-Mental State Examination（MMSE）と改訂長谷川式簡易知能評価スケール（HDS-R）があります．いずれも検査時間は短く（10 分程度），全般的な認知機能を評価することができます．かかりつけ医の診療では，このいずれかの検査が施行できれば十分であると筆者は考えます．

1）MMSE（図 4–3）

　国際的に最も広く用いられている検査です．総得点 30 点で，見当識，記憶，注意・計算，言語機能（失語），口頭命令動作（失行・失認），図形模写（視空間認知機能）など複数の認知機能を簡便に評価することができます．得点が低いほど認知機能障害を有する可能性が高くなり，一応 23 点以下を認知症の疑いとします．ただし，せん妄やうつ状態では得点が低下します．逆に，高学歴の人では，認知症でも高得点（27 点前後）となることがあり，得点による判定には慎重でなければならず，得点のみで認知症と診断することはできません．

2）HDS-R（図 4–4）

　わが国で広く用いられている検査です．総得点 30 点で，20 点以下で認知症の疑いがもたれます．記憶項目に点数が多く割かれている一方，視空間認知機能の評価項目がありません．MMSE 同様，学歴を考慮する必要があり，その得点のみで認知症と診断することはできません．

図 4-3 MMSE

	質問内容	回答	得点
1. 5点	今年は何年ですか。	年	0 1
	今の季節は何ですか。		0 1
	今日は何曜日ですか。	曜日	0 1
	今日は何月何日ですか。	月	0 1
		日	0 1
2. 5点	ここは，何県ですか。	県	0 1
	ここは，何市ですか。	市	0 1
	ここは，何病院ですか。	病院	0 1
	ここは，何階ですか。	階	0 1
	ここは，何地方ですか。（例：関東地方）	地方	0 1
3. 3点	物品名3個（相互に無関係）。検者は物の名前を1秒間に1個ずつ言う。その後，被検者に繰り返させる。正答1個につき1点を与える。3個すべて言うまで繰り返す（6回まで）。何回繰り返したかを記せ。___ 回		0 1 2 3
4. 5点	100から順に7を引く（5回まで），あるいは「フジノヤマ」を逆唱させる。		0 1 2 3 4 5
5. 3点	3で提示した物品名を再度復唱させる。		0 1 2 3
6. 2点	（時計を見せながら）これは何ですか。		0 1 2
	（鉛筆を見せながら）これは何ですか。		
7. 1点	次の文章を繰り返す。「みんなで　力を合わせて　綱を　引きます」		0 1
8. 3点	（3段の命令）「右手にこの紙を持ってください」「それを半分に折りたたんでください」「机の上に置いてください」		0 1 2 3
9. 1点	（次の文章を読んで，その指示に従ってください）「眼を閉じなさい」		0 1
10. 1点	（何か文章を書いてください）		0 1
11. 1点	（次の図形を書いてください） 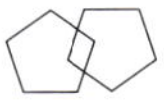		0 1
		得点合計	

図 4-4　HDS-R

(検査日：　年　月　日)			(検査者：　　　)
氏名：	生年月日：　年　月　日		年齢：　　歳
性別：　男/女　教育年数(年数で記入)：　年	検査場所		
DIAG：	(備考)		

No.	質問		得点
1	お歳はいくつですか？（2年までの誤差は正解）		0　1
2	今日は何年の何月何日ですか？　何曜日ですか？ (年月日，曜日が正解でそれぞれ1点ずつ)	年 月 日 曜日	0　1 0　1 0　1 0　1
3	私たちがいまいるところはどこですか？（自発的にでれば2点，5秒おいて　家ですか？　病院ですか？　施設ですか？　のなかから正しい選択をすれば1点）		0　1　2
4	これから言う3つの言葉を言ってみてください。あとでまた聞きますのでよく覚えておいてください。 (以下の系列のいずれか1つで，採用した系列に○印をつけておく) 1：a) 桜　b) 猫　c) 電車　　2：a) 梅　b) 犬　c) 自動車		0　1 0　1 0　1
5	100から7を順番に引いてください。(100-7は？ それからまた7を引くと？ と質問する。最初の答えが不正解の場合，打ち切る)	(93) (86)	0　1 0　1
6	私がこれから言う数字を逆から言ってください。(6-8-2, 3-5-2-9を逆に言ってもらう。3桁逆唱に失敗したら打ち切る)	2-8-6 9-2-5-3	0　1 0　1
7	先ほど覚えてもらった言葉をもう一度言ってみてください。 (自発的に回答があれば各2点，もし回答がない場合以下のヒントを与え正解であれば1点) a) 植物　b) 動物　c) 乗り物		a：0 1 2 b：0 1 2 c：0 1 2
8	これから5つの品物を見せます。それを隠しますのでなにがあったか言ってください。 (時計，鍵，タバコ，ペン，硬貨など必ず相互に無関係なもの)		0　1　2 3　4　5
9	知っている野菜の名前をできるだけ多く言ってください。 (答えた野菜の名前を右欄に記入する。途中で詰まり，約10秒間待っても答えない場合にはそこで打ち切る) 0～5＝0点，6＝1点，7＝2点，8＝3点，9＝4点 10＝5点		0　1　2 3　4　5
		合計得点：	

4　認知症の画像検査

　認知症が疑われる場合，頭部 CT，できれば頭部 MRI の脳画像検査は必ず行われなければなりません。脳画像検査では，認知症をきたす疾患のうち脳血管障害，慢性硬膜下血腫，特発性正常圧水頭症，脳腫瘍，脳炎など器質的変化を有する疾患を描出し確認することができます（図 4-5）。また，変性性疾患

（ADやFTDなど）による脳の萎縮の部位や程度を評価することもでき，認知症の病型診断にも有用です（図4-6，4-7）。

MRIでは，画像をコンピュータ解析し標準脳の画像と対比させて側頭葉

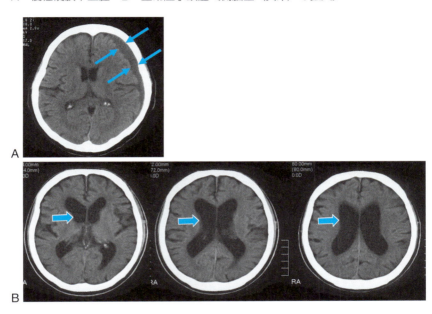

図 4-5 頭部 CT（1）
A：慢性硬膜下血腫　B：正常圧水頭症〔側脳室（**矢印**）の拡大〕

図 4-6 頭部 CT（2）——側頭葉内側の萎縮
頭部 CT でも側頭葉内側の萎縮は確認できる。水平断では，進行とともに側脳室の下角が拡大してくる。

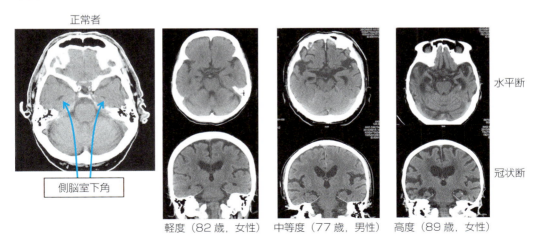

第4章　かかりつけ医が「認知症」と診断する　29

図 4-7 頭部 MRI
アルツハイマー型認知症における側頭葉内側の萎縮が確認できる。

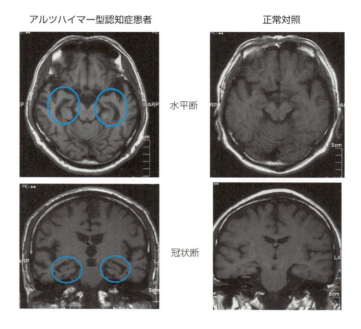

図 4-8 頭部 MRI の VSRAD 解析
灰白質の萎縮の程度が青→緑→黄→赤の順に強いことが表示される。AD で早期から萎縮してくる側頭葉内側を関心領域（紫色の線で囲まれた領域）とし，関心領域内での萎縮の強さを表す指標（Z スコア）が 2 以上であれば関心領域内の萎縮がかなり強いと判定される。上段 A の症例では萎縮は強くなく，Z スコアは 0.44，下段 B の症例は萎縮が強く，Z スコアは 3.42 であった。

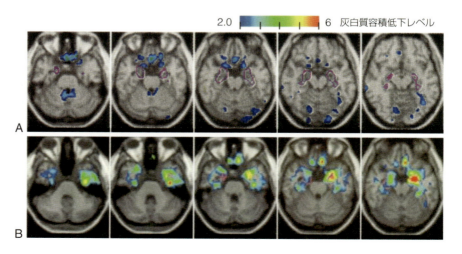

内側領域の萎縮の程度を数値で表示する方法（voxel-based specific regional analysis system for Alzheimer's disease：VSRAD）がADの早期診断に応用されています（図4–8）。ただし，VSRADの数値のみでADを診断することはできません。画像所見はあくまでも補助的な検査データと考えておくべきです。

5 認知症の血液検査

　認知症を同定する血液検査項目はありませんが，認知症および認知症様症状をきたす内科疾患の除外のために血液検査は必要です。血液一般，一般生化学のほか，甲状腺機能検査（TSHとfT$_4$）と梅毒血清反応は最低限行うべきでしょう。胃の摘出手術の既往がある場合はビタミンB$_{12}$と葉酸も確認します。

6 その他の検査

　かかりつけ医の先生方の診療の場では，そこまで行う必要はありませんが，認知症の診断や病型診断に有用な検査について，以下に記します。これらの検査は，かかりつけ医が認知症疾患医療センターなど専門医療機関へ紹介した際などに検査報告書として受け取ることもあるかもしれないので，参考までにここに記しておきます。

A 神経心理検査

1）記憶検査

①ウェクスラー記憶検査改訂版（Wechsler Memory Scale-Revised：WMS-R）：言語性記憶，視覚性記憶，一般的記憶，注意・集中力，遅延再生力の5指標を用い記憶力を総合的に評価します。年齢群別に評価しますが，75歳以上での評価は困難です。

②リバーミード行動記憶検査：日常生活における記憶機能を詳細に評価します。記憶障害の比較的軽微な人における生理的健忘（加齢によるもの忘れ）とMCIないし認知症の鑑別に有用です。

図 4-9　時計描画テスト
円の中に時計の数字を記入してもらい，さらに11時10分を指しているように針を書き加えてもらう．A：正常．B, C：異常．

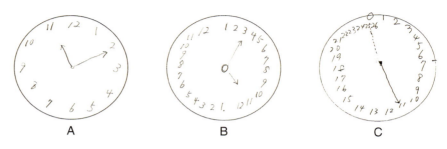

2）視空間認知機能検査

透視立方体模写（図 2-4）（☞ 11 ページ）と時計描画テスト（図 4-9）は，頭頂後頭連合野の機能障害による視空間認知機能を評価する検査です．早期のAD や DLB で多く異常となります．時計描画テストは視空間認知機能障害のみならず，作業記憶や意味記憶，また遂行機能の障害の際にも異常となります．

3）認知症の全般的重症度の評価尺度

Clinical Dementia Rating（CDR）：介護者からの情報をもとに患者行動などから臨床的に認知症の重症度を判定するものです．健康（CDR = 0），認知症の疑い（CDR = 0.5），軽度認知症（CDR = 1），中等度認知症（CDR = 2），重度認知症（CDR = 3）のいずれかに判定されます．有用ではありますが，CDR 検査を行う検者にはそれなりの習熟度が求められます．

4）BPSD の評価尺度

Neuropsychiatric Inventory（NPI）：妄想，幻覚，興奮，うつ症状，不安，多幸，無為，脱抑制，易刺激性，異常行動の 10 項目の精神症状につき，頻度と重症度を評価するもので，BPSD の内容と程度が定量的に確認できます．

5）うつ状態の評価尺度

認知症との鑑別を要するうつ病ないし認知症に伴ううつ症状の評価尺度として，Self-rating Depression Scale（SDS），Geriatric Depression Scale（GDS），Cornell Scale for Depression in Dementia（CSDD）などが使われます．

図 4-10 脳血流 SPECT（ECD）
A：原画像。B：eZIS を用いた画像統計解析脳表投影画像。相対的血流低下部位が表示される。青→緑→黄→赤になるほど血流低下の程度が強いことを示している。

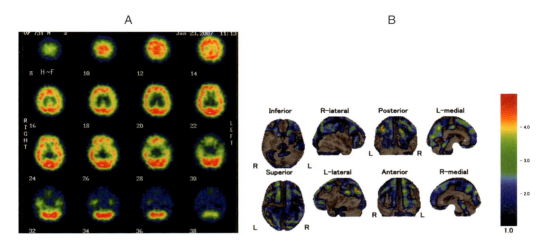

B 画像検査

以下の画像検査は必ずしも全例で行う検査ではありませんが，病型診断が難しい場合や認知症に関する病態を確認する必要がある場合に行われます。

1）脳血流 SPECT 検査（脳血流シンチ検査）

CT，MRI が脳の形態をみる検査であるのに対して，SPECT は機能をみる検査です。脳機能が活発な部位では血流が多く，不活発な部位では血流が落ちてくることを検出して脳の機能を描出します。SPECT は形態画像検査ではとらえられない疾患早期の段階での脳機能の低下部位を検出することができるので，AD をはじめとする変性性の認知症疾患の早期診断に有用です。

また機能低下部位のパターンを分析することにより病型診断に利用できます。統計画像解析法を応用して，血流が正常者のものより 2SD 以上低下した部位を，標準化した 3 次元の脳にカラー表示することもできます〔ECD-SPECT では easy Z-score imaging system（eZIS），IMP-SPECT では 3-dimensional stereotactic surface projection（3D-SSP）〕（図 4-10）。

2）MIBG 心筋シンチ検査

交感神経節後線維末端に取り込まれる MIBG に ^{123}I をラベルして行う心筋

図 4-11　DLB における自律神経病変（自験例）
心外膜の交感神経の tyrosine hydroxylase 免疫染色。DLB 患者（B）では心筋を支配している交感神経が脱落している。

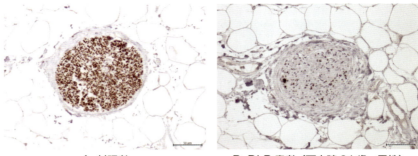

A. 対照者　　　　　　　　　B. DLB 患者（死亡時 84 歳, 男性）

図 4-12　MIBG 心筋シンチ

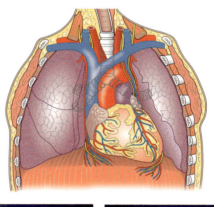

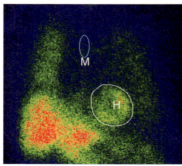 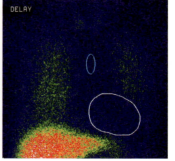

A. 正常対照　　　　　　　　B. DLB 症例（H/M 比 1.17）

図 4–13 MIBG 心筋シンチにおける H/M 比（自験例）
レビー小体型認知症（DLB）16 例とアルツハイマー型認知症（AD）6 例の群間比較

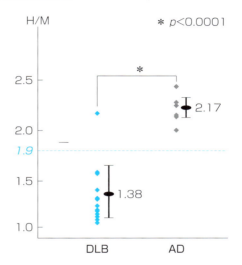

H/M 比のカットオフ値は 2.0 前後であるが，各施設で異なる。国立病院機構大牟田病院では 1.9 としている。

シンチグラフィーです。心臓（H）と縦隔（M）への MIBG 集積の比（H/M 比）を求め，交感神経機能を評価します。

　DLB では中枢神経系のみでなく自律神経系にも病変があり，心筋を支配する交感神経が脱神経を起こしている（図 4–11）ため，DLB 患者では心筋への MIBG の集積がみられず，H/M 比が低下します（図 4–12）。DLB 患者の約 90% では，MIBG シンチ検査の異常がみられるとされます。AD では H/M 比は下がらない（正常パターン）ので，AD と DLB の鑑別が必要な場合に利用されます（図 4–13）。

　H/M 比は糖尿病，心不全，一部の薬剤（ドロキシドパ，セレギリン，三環系・四環系抗うつ薬，一部の Ca 拮抗薬）でも低下するため，その評価には注意が必要です。

3）ドパミントランスポーター画像（ダットスキャン®）

　黒質線条体ドパミン神経の変性・脱落を評価する SPECT 検査です。DLB，パーキンソン病，進行性核上性麻痺などでは線条体における RI 集積低下像を呈するので，AD との鑑別に有用です（図 4–14）。

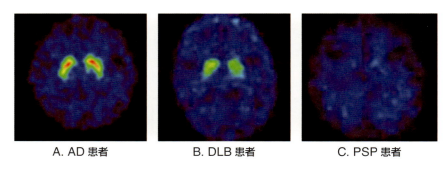

図 4-14　ドパミントランスポーター画像（自験例）
黒質線条体ドパミン神経のシナプス終末に高発現しているドパミントランスポーター（DAT）を描出し，黒質線条体ドパミン神経の変性・脱落を評価することができる。AD 患者では黒質線条体ドパミン神経に異常はないので，線条体への RI 集積は正常パターンを示す（A）。一方，この系に異常のある DLB やパーキンソン病，進行性核上性麻痺（PSP）では RI 集積が低下する。B：中等度低下の DLB 患者。C：高度低下の PSP 患者。

A. AD 患者　　B. DLB 患者　　C. PSP 患者

C　脳波検査

てんかんが疑われる場合は脳波検査が必要です。

7　認知症と診断する

　認知症の診断基準としては，2011 年に National Institute on Aging-Alzheimer's Association workgroup（NIA-AA）により発表された「（原因を問わない）すべての認知症疾患に対する認知症の診断基準」（表 4-1)[2])がわかりやすく使いやすいでしょう。この診断基準では，認知機能障害の領域として，記憶，遂行機能，視空間認知，言語，行動の 5 領域を挙げ，このうちの 2 領域以上の障害が認知症の診断には必要とされます。すなわち，持続的な 2 領域以上の認知機能の障害と日常生活機能の障害〔第 2 章（☞ 8 ページ）参照〕が病歴で認められ，神経心理検査（MMSE または HDS-R）で異常が検出されれば臨床的に認知症と診断できます。かかりつけ医の認知症診療では，これにさらに血液検査と画像検査（CT ないし MRI）での確認を行えば十分と考えられます。

　認知症と診断を下した後の次のステップとして，症状，所見，画像などの情報を勘案し病型診断を行うことになります〔第 5 章〕。

表 4-1　NIA-AA による認知症診断基準の要約

1. 仕事や日常活動に支障
2. 以前の水準に比べ役割を果たしたり遂行したりする機能の減退
3. せん妄や精神疾患によらない
4. 認知機能障害は次の組み合わせによって検出・診断される
    (1) 患者あるいは情報提供者からの病歴
    (2)「ベッドサイド」精神機能評価あるいは神経心理検査
5. 認知機能あるいは行動異常は次の項目のうち少なくとも2領域を含む
    (1) 新しい情報を獲得し，記憶にとどめておく能力の障害
    (2) 推論，複雑な仕事の取り扱いの障害や乏しい判断力
    (3) 視空間認知障害
    (4) 言語障害
    (5) 人格，行動あるいは振る舞いの変化

〔McKhann GM, Knopman DS, Chertkow H, et al：The diagnosis of dementia due to Alzheimer's disease：Recommendations from the National Institute on Aging-Alzheimer's Association workgroups on diagnostic guidelines for Alzheimer's disease. Alzheimers Dement. 2011；7（3）：263-9〕
＊中島健二，他編：認知症ハンドブック．医学書院，2013, p5 より許諾を得て改変し転載

8　認知症と鑑別を要する病態

認知症と鑑別すべき病態として，正常老化によるもの忘れ，せん妄，うつ病（偽性認知症），妄想性障害があります。

A　正常老化によるもの忘れ

正常老化によるもの忘れ（生理的健忘）では，もの忘れするというはっきりした自覚が本人にあります。もの忘れを心配して自らもの忘れ外来へ受診するケースも多くみられます。生活に支障はありません。

一方，記憶障害が前景となる AD など認知症によるもの忘れでは，もの忘れの自覚がなく（初期の認知症では病識がある場合もあります），そのことで自ら受診することはまずありません。AD では，もの忘れの内容はエピソード記憶の障害のケースが多く，生活に支障をきたすようになります。また記憶障害以外の認知機能の障害も認められます。表 4-2 は正常老化によるもの忘れ（生理的健忘）と認知症（ことに AD）によるもの忘れを比較したものです。

表 4–2 正常老化によるもの忘れ（生理的健忘）と認知症（主に AD）によるもの忘れとの違い

	正常老化によるもの忘れ（生理的健忘）	認知症（主に AD）によるもの忘れ
もの忘れの特徴	体験の一部を忘れる	体験の全体を忘れる（エピソード記憶の障害）
症状の進行	進行しない	進行する
症状の自覚	自覚している	自覚していない（初期には自覚がある場合もある）
生活への支障	支障なし	支障あり
他の認知機能障害	なし	あり（視空間認知障害，見当識障害，遂行機能障害など）

表 4–3 せん妄と認知症の鑑別

	せん妄	認知症
発症	急激 発症時期が明確	緩徐 不明確
経過	変動目立つ 日内変動 日差変動	変動少ない 進行性
持続期間	数時間～数日	年単位

〔文献 3 より一部改変〕

B せん妄

　意識障害（軽度～中等度の意識レベルの低下）を背景に，急性に不安，イライラ，幻覚（特に小動物の幻視が多い），妄想，興奮などの精神症状をきたし，理解や判断が困難となる状態です。発症が急で，症状に変動性があることが特徴で，認知症との鑑別点になります（表 4–3）。せん妄の誘因には，環境因・心因（急激な環境変化，離別，死別，睡眠遮断，身体抑制など）と身体的誘因（薬剤，発熱，下痢，脱水，心肺機能の低下，血圧の一時的変動など）がありますが，多いのは薬剤によるものです。表 4–4 にせん妄を起こしやすい薬剤を挙げます。

　せん妄は BPSD には含まれませんが，認知症にせん妄が合併することはしばしばみられます。認知症者で，認知症を背景としてせん妄が出現し，夕方に

表 4-4　せん妄を起こしやすい薬剤

- 抗パーキンソン病薬
- 抗コリン薬
- 抗不安薬，睡眠導入剤
- 抗うつ薬
- 循環器病薬（β-ブロッカー，利尿剤，ジギタリス）
- H_2 受容体拮抗薬
- 抗がん剤
- ステロイド剤

表 4-5　仮性認知症と認知症

	仮性認知症	認知症
もの忘れの自覚	ある	少ない
もの忘れに対する深刻さ	ある	少ない
もの忘れに対する姿勢	誇張的	取り繕い的
気分の落ち込み	ある	少ない
典型的な妄想	心気妄想 （ボケてもうだめだ）	物盗られ妄想 （物が盗まれて困る）
脳画像所見	正常	異常
抗うつ薬治療	有効	無効

〔文献 3 より〕

なると不穏傾向が増悪し，焦燥，興奮，徘徊などの症状が悪化する状態は**夕暮れ症候群**と呼ばれます。睡眠覚醒リズムの障害の関与が指摘されています。

C　うつ病（仮性認知症）

　高齢者のうつ病は，青壮年のうつ病と比較して，抑うつ気分が目立たない一方で，意欲や集中力，判断力の低下が目立つ，不安やイライラの訴えが多い，心気的・身体的訴え（頭痛，腹痛など）が多いという特徴があります。イライラや不穏がことに強い「激越型」というタイプのうつ病もあります。うつ病による認知症様状態は「仮性認知症」と呼ばれ，記憶障害よりも遂行機能障害が目立ちます。また，認知機能の低下の自覚が強く（病識がある），かつその訴えが誇張的です。

　表 4-5 はうつ病（仮性認知症）と認知症との鑑別点を挙げたものです。認知症では，前駆状態や初期症状としてのうつ病，うつ状態はしばしばみられる

ため，認知症とうつ病との鑑別が難しい場合も多くあります。

D 妄想性障害

　認知機能には異常はないが，妄想が非常に強い状態です。遅発性パラフレニアともいわれます。女性，高齢，独居，未婚の人にみられることが多いようです。機能性精神病の一種と考えられています。妄想の内容が特徴的で，普通ではあり得ないような荒唐無稽な被害妄想（隣から電波で攻撃される，家の中に農薬をまかれる，など）が中心となります。

　一方，認知症のBPSDとしての妄想は，①内容がもの盗られ妄想のように現実的，②妄想の対象が具体的でしばしば身近な特定の人物である，③自分の存在基盤が侵されるという危機感が強い―などの特徴があります。

文献

1) 廣瀬源二郎：Barré試験とMingazzini試験―Mingazzini原著の重要性．臨床神経．2015；55：455-8.
2) 和田健二：認知症とは？．認知症ハンドブック．中島健二，他編．医学書院，2013，p3-15.
3) 新井平伊：認知症の診断．認知症テキストブック．日本認知症学会，編．中外医学社，2008，p161.

第5章

かかりつけ医が
どの病型か
診断する

認知症をきたしうる疾患・病態には多くのものがあります〔表 2–1（☞ 7 ページ）参照〕。図 5–1 は認知症の原因疾患の大まかな頻度を示したものです。アルツハイマー型認知症（AD）に関連するものが（混合型認知症を含み）約半数です。AD，レビー小体型認知症（DLB），血管性認知症（VaD）の頻度が高く，これらで全体の 4 分の 3 を占めます。これらは認知症を起こす 3 大疾患と呼ばれています。

かかりつけ医が認知症の病型診断をする際，認知症の原因の半分は AD ですので，目の前の認知症者をまず AD と想定してみて，それでよいか，あるいは AD らしくない点や他の病型に特徴的な点はないかを検討して病型診断を下すやり方がわかりやすいでしょう。

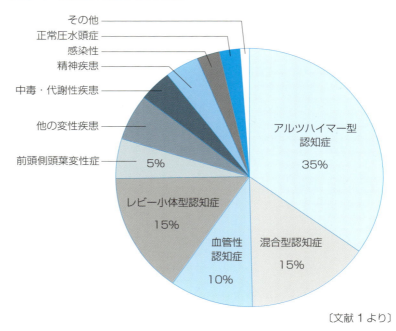

図 5–1 認知症の原因疾患の頻度

〔文献 1 より〕

文献

1) Mendez MF, et al：Dementia, 3rd ed. Butterworth-Heinemann, 2003, p1–12.

1 アルツハイマー型認知症

A 概論

　Alois Alzheimer が，51歳で発症した認知症の患者の病理を報告したのが1906年。同症例を含む類似症例が「アルツハイマー病」と命名され，1910年の教科書に記載されました。

　アルツハイマー病は初老期に発症する認知症の1つと考えられていました。さらに，老年期発症の認知症で病理学的にアルツハイマー病に類似した特徴を示すものがアルツハイマー型老年痴呆症（認知症）と呼ばれるようになりましたが，両者には臨床的・病理学的に差異はないとして，後に総称して「アルツハイマー病またはアルツハイマー型認知症」と呼ばれるようになり現在に至っています。本書では，初老期，老年期の区別をせず，「アルツハイマー型認知症（AD）」と記載します。

　AD の基本病理は，大脳における老人斑（主成分はアミロイド β-蛋白）および神経原線維変化（主成分は異常リン酸化タウ蛋白）の出現，神経細胞の脱落です。

　AD は認知症をきたす疾患のうち最も頻度が高く，約半数を占めます。

　65歳未満で発症した場合を「若年性 AD」といいます。

B 症例

症例1

MCI から経過を追えた症例（初診時75歳，女性）

現病歴　受診2年前頃より「通帳がなくなった」「盗られた」と言うようになる。1年前よりいっそうひどくなり，隣に住む娘が盗ったと言うようになる。通帳のほか現金や化粧品もなくなったと言う。基本的 ADL は自立。買い物にも行っている。食事も作る。趣味で社交ダンス教室に通う。

既往歴　脂質異常症を指摘されたことがあるが，加療は受けていない。

初診時所見　構成障害（キツネの指模倣ができない）

初診時検査　MMSE：25/30点（3単語遅延再生 −2，引き算 −3），CDR：0.5

図 5–2 症例 1：MRI の経時変化

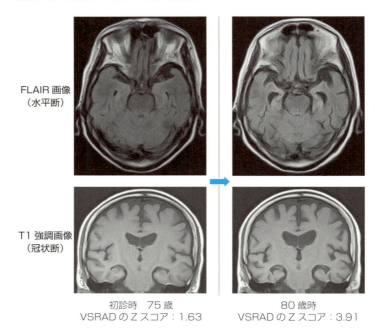

FLAIR 画像（水平断）

T1 強調画像（冠状断）

初診時 75 歳
VSRAD の Z スコア：1.63

80 歳時
VSRAD の Z スコア：3.91

頭部 MRI：両側大脳半球は年齢相応の軽度萎縮，側頭葉内側の萎縮は認めない（VSRAD の Z スコア 1.63）（図 5–2）。

経過 当初 MCI（軽度認知障害）としてフォローを開始し，その後もの忘れが進み，大事な約束を忘れる。「通帳を娘が盗った」と頻繁に言うようになる。食事は週に 1 回くらいしか作らなくなる。ダンス教室に行くのを止めた。

1 年後，MMSE：18/30，CDR：1 と認知機能障害は進行し，頭部 MRI でも側頭葉内側の萎縮が進行（VSRAD の Z スコアが 2.18）したため，AD と診断しドネペジルの投与を開始した（その後，リバスチグミンへ変更）。病識がなく，しばしば拒薬がみられた。デイサービスを勧めるも受けようとしない。

初診 2 年後，もの盗られ妄想は相変わらずあるが，程度は少し減った。同居の孫の名前が出てこない。買い物に行き，同じ物を買ってくることが増えた。料理のレパートリーが減り，カレーしか作らなくなる。基本的 ADL は自立。

初診 3 年後，同居の息子のことを「あの人」と言ったりするようになる。MMSE，CDR は悪化（下表参照）。易興奮性がみられる。メマンチンの追加投与が始まる。自宅にいるのに，「ここは自分の家ではない」と言う。同居の息子と嫁がわからなくなる。トイレを正しく使えないことが増える。やっとデイサービスに行くようになる。

初診5年後,夕方になると「実家に帰る」と言って外へ出ようとするのが家人の最も困ることとなる。デイサービスに行っても帰宅願望が強く,職員も対応に苦慮している。台所をトイレと間違えて放尿した。「今,心配なことは?」の問いに「ない」,「今の楽しみは?」の問いに「いろいろ」とつっけんどんに答えるが,質問の意味は理解している模様。MMSE,CDRはいっそう悪化(下表)。

	MMSE	CDR	VSRADのZスコア
初診時	25	0.5	1.63
1年後	18	1	2.18
3年後	15	2	2.94
5年後	5	2	3.91

まとめ MCIからADとなり,ドネペジル投与を開始し(途中リバスチグミンへ変更),さらにメマンチンも併用しました。認知機能が進行性に悪化し,同居の家人の認識も怪しくなりました。BPSDは,初期にはもの盗られ妄想が強く,進行して夕暮れ症候群が出現しました。頭部MRIでみる側頭葉内側の萎縮も進行し,初診時はMCIでしたが,5年で中等度ADとなりました。

症例2

高学歴でMMSEの点数が高かった症例
(初診時73歳,男性)

現病歴 独居。受診1年くらい前から,物の置き忘れやしまい忘れが目立つようになったと時々訪問する妹さんが気づく。買い忘れ,二重買い,冷蔵庫の中のものを腐らせるなどの症状がみられようになる。服薬の自己管理ができなくなり,日にちの感覚が不確かとなる。活気がなく,ソファーに座ったまま終日ボーッとした状態で過ごす。

生活歴 大学工学部卒業で,55歳まで技術者として工場勤務。

初診時所見 著変なし

初診時検査 MMSE:26/30点(時間の見当識-2,3単語遅延再生-2),CDR:1

頭部MRIで側頭葉内側に萎縮を認め,VSRADのZスコアは5.46と高値

（図5-3）。確認のためリバーミード行動記憶検査を行うと，（24点満点でカットオフ値が60歳以上で15/16点のところ）6点しか取れず，日常生活における記憶の障害が高度であることがわかった。

図5-3　症例2：頭部MRI

FLAIR画像（水平断）　　FLAIR画像（水平断）　　T1強調画像（冠状断）

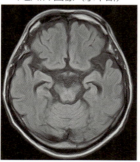 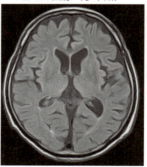 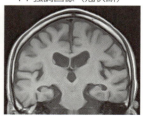

VSRADのZスコア　5.46

まとめ　高学歴のため初診時のMMSE得点は26点と高めでしたが，病歴，追加の記憶検査（リバーミード），頭部MRI所見より，初期のADであると診断されました。

症例3

若年性AD（初診時55歳，女性）

現病歴　51歳，布団カバーに布団を納めることができなくなる。さらに，電卓の数字が読めない，住宅地図が読めない，物の置き忘れ，車の運転中なんでもない道で歩道にはみ出す，駐車場で車を停めた場所がわからない，などの症状がみられるようになる。

　52歳，仕事である裁縫ができなくなり，勤め先の制服店を辞める。

　53歳，読み書きができなくなる。料理の手順がわからなくなる。火の消し忘れがみられる。

　54歳，洋服が自分で着られなくなる。時計が読めなくなる。

　症状は全体的に徐々に悪化してきた。

初診時所見　失行（＋），失認（＋）

図 5–4　症例 3：頭部 MRI と脳血流シンチ（初診時）
頭部 MRI（A）ではびまん性の脳萎縮を認めるが，選択的な側頭葉内側の萎縮は認めない。VSRAD の Z スコアは 1.49。脳血流シンチ eZIS（B）では，両側の後頭頭頂連合野（**矢頭**）と後部帯状回（**矢印**）に血流低下を認める。

A. 頭部 MRI（a・b・c：FLAIR 画像，水平断　　d：T1 強調画像，冠状断）

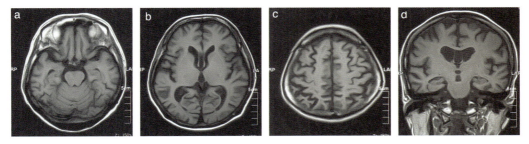

B. 脳血流シンチ eZIS

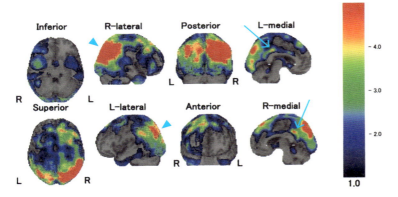

初診時検査　MMSE：16/30 点。頭部 MRI では側頭葉内側の明らかな萎縮はみられない。VSRAD の Z スコア 1.49。脳血流シンチ eZIS では後頭頭頂連合野と後部帯状回に著明な血流低下を認める（図 5–4）。

まとめ　視空間認知障害で始まり，記憶障害よりも遂行機能障害，言語障害など他の大脳皮質症状が前景となり進行性に悪化した若年性 AD の症例です。初診時，頭部 MRI には高齢発症の AD にみられるような側頭葉内側の萎縮を認めず，脳血流シンチで AD に典型的な所見が認められました。

C アルツハイマー型認知症の症状

1）発症と経過

　ADの発症は潜在性（いつとはなしに始まる）で，多くの例で認知機能障害は記憶障害で始まります（症例1，2）（例外は若年性AD）。初期から中期にかけては麻痺やパーキンソン徴候などの異常神経徴候は認めません（病初期から異常神経所見を認める場合はAD以外の疾患の可能性を考えなければなりません）。

　ADの経過は，認知機能障害が緩徐に進行します。未治療の場合，経過中MMSEの得点が1年に約3点減少していくとされます[1]。現在「ADにおける認知症症状の進行抑制」の効能・効果で承認されている抗認知症薬が4剤ありますが，これらの薬剤を継続服用していても，認知機能は徐々に低下していきます。

　BPSDが初期から中期にかけて生じ，特に中期に多くみられます。進行すると不随意運動（ミオクローヌスなど）やけいれんを起こすこともあります。末期にはパーキンソン徴候が顕在化し，起立・歩行困難となります。最終的には寝たきり状態で無動無言，全介助状態となり，栄養障害や肺炎により死に至り

表 5-1　日米の死亡統計の比較（2013年）

	米国	日本
1	心疾患	悪性新生物
2	悪性新生物	心疾患
3	慢性下気道疾患*	肺炎
4	不慮の事故	脳血管疾患
5	脳血管疾患	不慮の事故
6	アルツハイマー病	老衰
7	糖尿病	自殺
8	インフルエンザ，肺炎	腎不全
9	腎炎など	慢性閉塞性肺疾患
10	自殺	大動脈瘤および解離

＊気管支炎，ぜんそく，肺気腫，慢性閉塞性肺疾患（COPD）など
米疾病対策センター（CDC）国民死亡統計，厚生労働省人口動態統計より作成

〔文献2より〕

図 5-5 わが国のアルツハイマー型認知症による死亡率の年次推移（人口 10 万対）

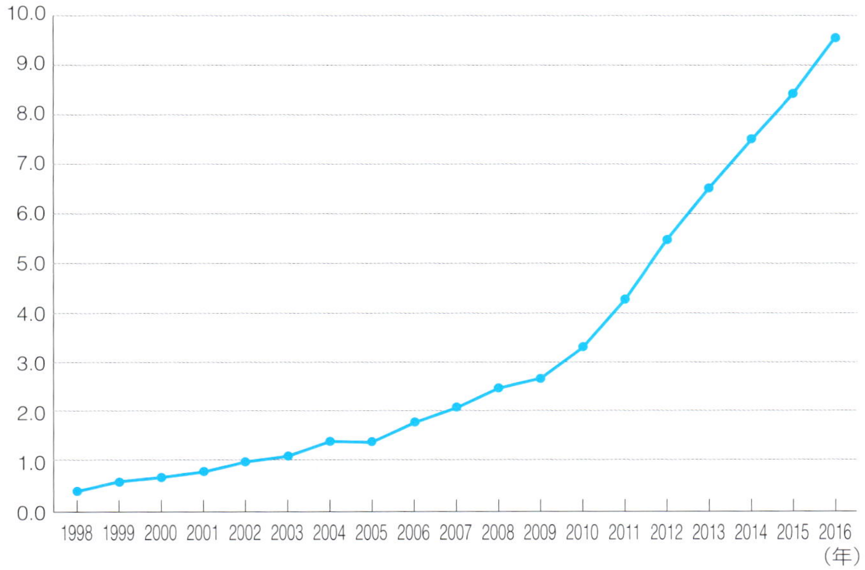

〔厚生労働省人口動態統計より作成〕

ます。

　2013 年の米国の死亡統計では AD による死亡は総死亡数の 3.3% で，AD は死因の第 6 位に挙げられています（表 5-1）。一方，同じ年のわが国での AD の総死亡に対する割合は 0.6% にすぎませんでした[2]。AD の有病率に日米で大きな差異があるわけではないので，彼我の違いは，同じ死の原因を AD によるとするか，肺炎によるとするかという解釈の違いと考えられています[2]。ただし本邦での統計では近年 AD の死亡率の比較的急激な上昇がみられています（図 5-5）。2016 年のわが国の死因順位では女性で AD が第 10 位となっています（死亡率 12.8）[3]。

　AD の全経過は，個人差がありますが，10〜15 年です。AD は発症が若いほど進行が速いとされます。

2）認知機能障害

　記憶障害が AD の認知機能障害の最も中核となる徴候であり，初期症状で最も多いものです。物を置いた場所やしまった場所がわからない，同じことを何回も言う（聞く），同じ物を買ってくる，大事な用事を忘れる，などです。初期の AD の記憶障害はエピソード記憶の近時記憶障害が特徴です。これは

MMSEやHDS-R検査では遅延再生課題で異常が確認されます。一方，遠隔記憶は病初期には比較的保たれます。

進行に伴い**見当識障害**（まず時の見当識の障害，その後，場所⇒人物の障害と進行していきます）がみられます。MMSEやHDS-Rの点数がcut-off以上取れていても，3単語遅延再生と時間の見当識に障害があればADの初期の可能性がある（症例2）と疑わなければなりません。

ADでは早期から頭頂葉の異常が生じるため，頭頂葉症状としての**構成障害**も早い時期から認められます。構成障害の異常は，透視立方体模写（図2-4）（☞11ページ），MMSEの11番目の課題であるdouble pentagon模写（図4-3）（☞27ページ），指パターンの模倣（図2-3）（☞10ページ）において初期から認められます。このうち指パターンの模倣（特にハト模倣）は鋭敏な検査です（ただしADに特異的な所見ではないので注意）〔第2章（☞11ページ）参照〕。

遂行機能障害も初期から認められやすい症状です。当初は日常動作の段取り・要領の悪さ程度であまり目立ちませんが，仕事や家事（パソコン操作，料理，裁縫など）を行う能力の低下が明らかとなってきます（症例3）。

ADの初期の**言語障害**としては，名称が出てこず「あれ」「それ」など代名詞の使用が多くなります（喚語困難）。一方，発話の流暢性や復唱は保たれます。

進行すると**視空間認知障害**が加わり，近所でも道に迷う，家の中のトイレの場所がわからない，などの症状がみられます。さらに**計算障害**，**書字障害**，**失行**（テレビやエアコンのリモコンが使えない）などが加わり，知的機能が全般的に障害されてきます。視空間認知障害が高度になると椅子にうまく座れない，服に腕を通すことができない，などの症状がみられるようになります。末期になると，周囲に対する認知ができなくなり，また，会話もまったく通じなくなり，最終的には無動無言の状態となります。

経過中，ADの認知機能の重症度を把握しておくことは，治療薬剤の選択や介護介入の検討などの際に参考となります。軽度ADは，基本的ADLは自立しているが，道具的ADLには支障がある状態です（表2-4）（☞8ページ）。中等度ADは，基本的ADLにも障害があり，日常生活を行ううえで，ある程度の介護が必要な状態です。重度ADは，ほとんどのADLで機能を消失し，常時介護を要する状態です。ADのADL障害程度を具体的な症状をもとにして重症度を分類したものにfunctional assessment staging（FAST）があります（表5-2）。

表 5-2　FAST によるアルツハイマー型認知症の重症度の概略

FAST	臨床診断	特徴
1	正常	主観的にも客観的にも機能低下なし
2	年齢相応	物の置き忘れの訴え，喚語困難
3	境界状態	他人がみてわかる仕事の効率の低下 日常生活では機能低下は顕在化しない
4	軽度 AD	社会生活・対人関係では支障あり 日常生活ではほぼ介助なしで生活 計画・段取りをつけられない 時間の見当識障害 うつ状態が起きやすい 服薬管理は困難 カードでの買い物は困難 銀行の通帳の取り扱いは困難 近所で簡単な買い物はできる 特定の相手であれば電話できる
5	中等度 AD	日常生活でも介助が必要 気候に合った服を選んで着ることができない 理由なく，着替えや入浴を嫌がる 場所の見当識障害 1 人で外出して警察などに保護される
6	やや重度 AD	不適切な着衣，着衣に介助が必要 靴ひも，ネクタイは結べない 入浴しても洗髪は困難 湯温や湯量の調節ができない 人物の見当識障害（同居していない家族の顔はわからなくなる）
7	重度 AD	日常生活で常に介助が必要 同居している家族の顔がわからない 簡単な指示も理解できない

3）BPSD

　AD では認知機能障害に加えて様々な BPSD（認知症の行動・心理症状）を伴うようになりますが，全例でみられるというわけではありません。最も頻度の高い精神症状はアパシー（発動性の低下・無関心）（症例 2）で 70〜80% の患者でみられると報告されています[4]。うつ症状も初期には比較的多くみられます。妄想も多い症状で，もの盗られ妄想（お金や通帳など大事な物をどこにしまったのかを忘れ，誰か──身近でよく世話をしている人がターゲットになりやすい──が盗ったと思い込む）（症例 1）が比較的早期から認められ，ことに女性に多くみられます。進行すると，易怒性，興奮，焦燥感，多動，落ち着き

のなさなど異常行動がみられるようになります．徘徊や夕暮れ症候群（夕方に不穏傾向が増悪する．せん妄状態がベースになっていることが多いようです）（**症例 1**）もみられるようになります．幻覚の頻度は初期には高くありません．

4）対人行動

ADの患者は，「前の晩に何を食べましたか？」のような質問に，記憶障害のため思い出せず答えられないのですが，その場をうまく取り繕うよう振る舞います（**取り繕い反応**）．病初期では，対人接触性が良好で愛想もよいことが多く，取り繕い反応とあいまって，通りいっぺんの会話では認知症に気づかないこともあります．また診察室で，医師からの質問に答える際，記憶があいまいで自信がないので，後ろに座っている付添の家人などに「なんだったかねー」「そう，だったよねー」と後ろを振り返って確認する**振り向き徴候**もよくみられる徴候です．

5）ADの臨床型，非典型例

若年性 AD では記憶障害が目立たず，視空間認知障害や失語などの他の皮質症状が早期から多く目立ちます（**症例 3**）．

AD では一般的に病初期から神経症候を認めることは少ないとされていますが，例外的に非典型的な症候をきたす AD も 10% 程度はあるとされます[5, 6]．失語症から発症するタイプ（logopenic aphasia），後頭葉の萎縮が強く視覚認知障害が前景のタイプ（posterior cortical atrophy），早期から前頭葉症状を呈するタイプ（前頭型 AD）などがあります．非定型的な AD が疑われる場合は専門医へコンサルトすべきでしょう．

また家族歴が濃密な家族性 AD（頻度は全 AD のうち約 1%）では痙性対麻痺やパーキンソン徴候など AD として非定型的な症候を早期より伴うことがあり，家族性が疑わしい場合も専門医へコンサルトしたほうがよいでしょう．

D 臨床診断

AD の確定診断は特徴的な脳病理所見によります．臨床診断を下す場合は，AD の生物学的診断マーカーは存在しませんので，臨床症状・所見，神経心理検査，画像所見などより総合的に行います．

臨床的に AD と診断する際には 2011 年に出された NIA-AA の診断基準が参考となるでしょう．まず「すべての疾患に対する認知症の診断基準」〔第 4

表 5-3 NIA-AA による診断ガイドライン

主要臨床診断基準
ほぼ確実な Alzheimer 型認知症
認知症があり, A. 数カ月から年余に緩徐進行性 B. 認知機能低下の客観的病歴 C. 以下の 1 つ以上の項目で病歴, あるいは検査の明らかな低下 　　a. 健忘症状 　　b. 非健忘症状：失語, 視空間障害, 遂行機能障害 D. 以下の所見がない場合 　　a. 脳血管障害 　　b. レビー小体型認知症 　　c. 行動障害型前頭側頭型認知症 　　d. 意味性認知症, non-fluent/agrammatic PPA 　　e. 他の内科・神経疾患の存在, 薬剤性認知機能障害

〔McKhann GM, Knopman DS, Chertkow H, et al：The diagnosis of dementia due to Alzheimer's disease：Recommendations from the National Institute on Aging-Alzheimer's Association workgroups on diagnostic guidelines for Alzheimer's disease. Alzheimers Dement. 2011；7（3）：263-9〕

＊中島健二, 他編：認知症ハンドブック. 医学書院, 2013, p494 より許諾を得て改変し転載

章〔☞ 36 ページ〕参照〕により「認知症」と診断したうえで, 主要臨床診断基準（表 5-3）[7]により「ほぼ確実な（probable）アルツハイマー型認知症」が診断されます. 認知症をきたす他疾患の除外のために, 神経学的診察（AD では異常所見がないということを確認する）, 画像所見（下記）を参考にします. AD と即断することが難しい場合は, 半年～1 年間の経過をみてもよいでしょう（AD であれば悪化します）.

AD の画像検査には CT/MRI と脳血流シンチ検査があります. **頭部 CT** あるいは **MRI** は全例で行います. 治療可能な認知症（正常圧水頭症, 慢性硬膜下血腫など）に認められる脳内異常構造物がないことを確認します. AD では病初期より側頭葉内側領域の海馬や海馬傍回に萎縮が認められることが特徴的です. MRI の統計処理画像である VSRAD〔第 4 章〔☞ 31 ページ〕参照〕により萎縮の程度を数値化して知ることができます. AD が進行すると脳の萎縮はびまん性となります. 必ずしも全例で行う必要はありませんが, 鑑別診断が難しい場合は **脳血流シンチ検査** が有用です. 脳血流シンチ検査の統計処理画像（eZIS, 3D-SSP）〔第 4 章〔☞ 33 ページ〕参照〕では AD 病初期から側頭頭頂葉や後部帯状回, 楔前部（頭頂葉内側面）の血流低下を確認することができます.

ただし，MRI，脳血流シンチ検査ともに統計処理画像で得られた数値はあくまでも参考データとすべきであり，この数値のみから AD の診断を下したり否定したりすべきではありません。

若年性 AD の場合，病初期には上記のような CT・MRI による脳萎縮の所見がむしろ目立たないことが多く，脳血流シンチ検査で上記の特徴的な血流低下パターンを認めます（症例 3）。

脳の糖代謝をみる PET（positron emission tomography）は AD の臨床診断に有用と考えられ研究用に施行されていますが，本邦では保険適用にはなっていません。NIA-AA の診断基準では，主要臨床診断基準に加えて，バイオマーカー（髄液中のアミロイド β-42 の低下，タウとリン酸化タウの増加），アミロイド PET，FDG-PET などの画像診断，遺伝学検査を含む研究用診断基準も提示されていますが，これらはかかりつけ医の認知症診療では必要度は低いでしょう。

AD の治療は，第 6 章（☞ 104 ページ）でふれます。

文献

1) Han L, et al：Tracking cognitive decline in Alzheimer's disease using the Mini-Mental State Examination：A meta-analysis. Int Psychogeriatr. 2000；12：231–47.
2) 飯島　節：認知症の終末期の医療およびケア. 診断と治療. 2015；103：965–9.
3) 厚生労働統計協会：国民衛生の動向 2017/2018. 2017, p65.
4) Hirono N, et al：Distinctive neurobehavioral features among neurodegenerative dementias. J Neuropsychiatry Clin Neurosci. 1999；11：498–503.
5) Lopez OL, Becker JT, Klunk W, et al：Research evaluation and diagnosis of probable Alzheimer's disease over the last two decades：I. Neurology. 2000；55：1854–62.
6) Galton CJ, Patterson K, Xuereb JH, et al：Atypical and typical presentations of Alzheimer's disease：a clinical, neuropsychological, neuroimaging and pathological study of 13 cases. Brain. 2000；123：484–98.
7) 川又　純：アルツハイマー型認知症 臨床で必要となる基本事項. 認知症ハンドブック. 中島健二, 他編. 医学書院, 2013, p492–512.

2 レビー小体型認知症

A 概論

レビー小体は神経細胞内に出現する病的封入体（図5-6）で，ドイツのレビーが1912年にパーキンソン病患者の脳内で初めて発見しました。その後，長くその成分は不明でしたが，1990年代になって主成分がリン酸化α-シヌクレイン蛋白であることが確認されました。レビー小体は現在では中枢神経系と交感神経系の神経細胞に出現することがわかっています。

臨床的には，1976年に小阪憲司が大脳皮質にレビー小体がみられ，認知症とパーキンソン症状を呈す症例を世界で初めて報告しました。その後，同様な症例の報告がわが国から，さらに欧米からもあり，1995年にレビー小体型認知症（dementia with Lewy bodies：DLB）と呼称されることが決定，1996年に国際的研究グループによる第1回目の診断基準が発表されました。

このようにDLBは比較的新しい概念の認知症ですが，認知症を起こす頻度が2番目に高い疾患であること（図5-1）（☞42ページ）および認知症とパーキンソン症状を主症状とし，臨床症状が多彩であることから最近注目されています。

図5-6 レビー小体（死亡時84歳 DLB自験例，中脳黒質）

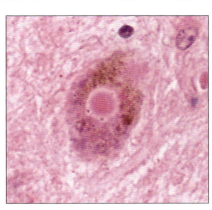
HE染色

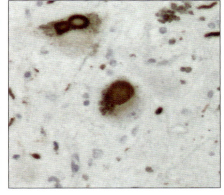
リン酸化α-シヌクレイン免疫染色

B 症例

症例 4

典型的経過の症例（初診時 86 歳，男性）

現病歴 受診 3 年前よりもの忘れが出現。もの忘れの程度の軽いときとひどいときの変動があった。2 年前より炊事場のタイルから水がジャージャー流れ出るとか，家の壁を人がよじ登っているとか，そこにいないにもかかわらず孫が来ている，などの訴えをするようになる。同じ頃より，姿勢が前屈し歩き方が小刻みとなり動作が緩慢となってきた。その後，もの忘れと動作緩慢は少しずつ悪化していった。夜間，「会社の人が来ている」と言って（だれもいないのに）ずっと話し込んだり，男が米びつの中に入っているなどと言うので，家族の勧めでもの忘れ外来受診となった。

初診時所見 筋固縮・動作緩慢・姿勢反射障害を認める。歩行は小刻み。

初診時検査 MMSE：18/30 点，CDR：2

頭部 MRI では側頭葉内側の萎縮は目立たなかった（VSRAD の Z スコア 0.74）。MIBG 心筋シンチ検査では H/M 比が 1.17 と著明に低下していた。

まとめ 症状の変動のあるもの忘れで発症。さらに幻覚，パーキンソン徴候が加わり，全体的に緩徐な進行性の経過をとった DLB 症例です。

症例 5

嫉妬妄想が激しかった症例（初診時 80 歳，女性）

現病歴 夫と娘との 3 人暮らし。受診 1 年半前より気分的に落ち込んだ状態であった。その頃より「夫に女がいる」「夫が浮気をしている」「家の中に連絡する人が入ってきている」など，夫の女性関係の妄想が出現。夫が散歩に行こうとすると「彼女のところに行くのだろう」と夫を責める。受診半年前には夫と口論になり，暴れて警察沙汰になったこともあった。財布や化粧品がなくなったと言うことが多くなり，また買い物に行っても小銭は出さず，いつも千円札ばかり出すようになった。妄想症状がなく良い状態の日が 4〜5 日続くかと思うと悪い状態

（このとき，表情もいつもと違う）が続いたり，症状に変動がある。

まとめ うつ症状が前駆し，夫への嫉妬妄想が前景となり，認知機能が増悪していった症例です。また認知症状の変動も認められました。

症例 6

ドネペジルが有効だった症例（初診時 81 歳，男性）

現病歴 受診 2 年前より水道の蛇口を閉め忘れるなどもの忘れが目立つようになる。雨戸の閉め方がわからなくなり，入れ歯を洗う場所がわからなくなる。「家に他人がたくさん来ている」「家具の上に虫がたくさんいる」などの幻視を訴えるようになる。子供が 3 人いることはわかっているが，目の前にいる実の娘を「俺の娘ではない」と言う。また妻のことを「姉さん」と呼んだりする。妻に男がいると言って，妻に暴力をふるうことがたびたびあった。パンツを 3 枚はいたり，ステテコの上にパンツをはいたりした。調子の良い日，悪い日がある。1 日のうちでも変わることがある。

初診時所見 筋固縮を軽度認める。

初診時検査 MMSE：5/30 点，CDR：1，NPI：36 点（妄想 4，幻覚 8，異常行動 12 など）

経過 DLB と診断し，ドネペジルを 3 mg から投与開始した。1 週間後，雨戸の開け閉めができるようになった。さらに 5 mg へ増量。1 カ月後，妻に暴力をふるうようなことはなくなった。しかし，自宅でトイレの場所がわからない，ズボンのベルトの通し方がわからないなどは変わらなかった。「隣人がお面をつけている」「虫がいる」などの幻視も相変わらずであったが，暴力行為は消失した。その後，着替えができなくなるなど，ADL 障害が進行。4 カ月後，小刻み歩行が目立つようになる。8 カ月後の MMSE は 8/30 点，NPI は 14 点と点数は初診時より改善していた。しかしながら，その後，認知機能障害，幻視，人物誤認は継続してみられ，歩行障害，易転倒性が悪化した。初診 2 年後に脳梗塞を発症し，その後，肺炎を罹患し死亡した。

まとめ 認知症と幻視，人物誤認妄想，症状の変動があり，さらに攻撃性の BPSD が強く，家族が対応に苦慮した症例ですが，ドネペジル投与にて MMSE 上認知機能の軽度改善があり，BPSD の攻撃性が消失しました。しかし認知症は，全体的には進行性の経過をたどりました。

症例 7

AD としてフォローしていたが DLB だった症例
（初診時 78 歳，女性）

現病歴 何回も同じことを聞き返すことが増え，買い物に行っても何を買ってよいか判断できないとのことで，もの忘れ外来受診。この頃幻視はなかった。神経学的所見では構成障害を認めた。MMSE は 21/30 点，CDR は 1 であった。頭部 MRI では側頭葉内側の軽度萎縮（VSRAD の Z スコア 1.95）を認めた。アルツハイマー型認知症（AD）と診断し，ドネペジル投与を開始しデイサービスも開始した。その後，もの忘れはゆっくりと進行した。

　初診より 4 年後（82 歳）頃より動作が緩慢となり歩くときの歩幅が狭くなった。意欲が低下し，料理や外出などをしなくなった。また調子の良いときと悪いときの変動がみられるようになる。

　83 歳時，MMSE：15/30 点，CDR：2 となり，頭部 MRI では VSRAD の Z スコアが 2.33 と萎縮が進んだ。MIBG 心筋シンチ検査で H/M 比が 1.19 と著明に低下していることが確認された。幻視はなかった。

まとめ 記憶障害で発症した症例で，当初 AD と診断し治療を開始しましたが，発症 4 年後に初めて DLB を疑わせる徴候（パーキンソン徴候，症状の変動）が出現し，検査（MIBG 心筋シンチ）でも支持する所見でありました。本症例が，はじめから DLB で認知症に 4 年遅れてパーキンソン徴候が出てきたものか，当初は AD であったが後に DLB を合併したもの（両者はしばしば合併する）かについての判定は，病理所見の確認がないと困難です。いずれにしろ当初 AD と診断した場合でも経過の評価が重要です。

C レビー小体型認知症の症状

1）発症と経過

　　DLB は潜在性に発症し，認知機能障害とパーキンソン徴候が進行性に増悪し，末期には寝たきりとなり，最終的には無動無言となります。DLB の平均罹病期間の報告では 3.3～7.3 年と幅があります[1]が，24 年の経過で亡くなった例[2]もあります。一般的に DLB は，AD に比し，罹病期間が短く予後は不良です。表 5-4 は国立病院機構大牟田病院へ入院し死亡退院した DLB 7 症例の

表 5-4　レビー小体型認知症自験死亡症例の臨床および病理（一部症例）データ
（2010～2015 年の間に死亡退院した症例）

死亡時年齢（歳）	性別	罹病期間	経管栄養（開始時期）	人工呼吸器使用	初発症状	認知症	パーキンソン徴候	幻覚	症状変動	その他	MIBG H/M 比	死因	剖検の有無と神経病理所見
75	男	5 年	なし	なし	認知症	+	+	+	+		1.17	突然死	なし
78	男	15 年	経鼻胃管（発病 11 年目から）	なし	認知症	+	+	+	+	うつ	1.3	気管支肺炎による呼吸不全	あり レビー病理：びまん・新皮質型 アルツハイマー病理：NIA-RI high
81	男	6 年	経鼻胃管（発病 5 年目から）	なし	認知症	+	+	+	+		1.09	肺炎および声帯開大障害・中枢性換気障害による呼吸不全	あり レビー病理：びまん・新皮質型 アルツハイマー病理：NIA-RI intermediate（脳梗塞併発）
84	男	5 年	なし	なし	認知症	+	+	+	+		1.24	肺炎	なし
84	男	3 年	経鼻胃管（発病 3 年目から）	なし	幻視	+	+	+	+		1.21	気管支肺炎による呼吸不全	あり レビー病理：びまん・新皮質型 アルツハイマー病理：NIA-RI low
84	男	3 年	経鼻胃管（発病 3 年目から）	なし	認知症	+	+	+	−		2.14	肺炎，偽膜性腸炎	なし
85	女	4 年	経鼻胃管（発病 0.5 年目から）	なし	妄想認知症	+	+	+	−		1.85	肺炎	なし

全例，生前診断は DLB の臨床診断基準改訂版により probable DLB であった。

臨床および病理の自験例データです。罹病期間は6例が3～6年，1例が15年で，平均5.9年でありました。

2）認知機能障害

　　認知機能障害は，遂行機能，視空間認知機能の障害が前景となります。構成障害や注意障害も早期よりみられます。記憶障害は多くの症例で病初期には軽く，進行すると高度となります。またDLBでは**認知機能障害の症状に変動がみられる（良いとき，悪いときがある）**ことが大きな特徴です。症状の悪いときには，覚醒レベルの低下を伴い注意力が低下し，顔の表情もボーッとした感じで明らかにいつもと異なった状態となります（症例5，6，7）。症状の変動の周期は分・時間の単位から日・週・月の単位まで様々です。稀ですが，診察の場で症状の変動に遭遇することもあります。ADでは（せん妄を併発した場合でなければ）認知機能の変動はみられず，両者の鑑別のポイントとなります。

　　繰り返し現れる幻視はDLBの臨床症状の中で最も特徴的なものです。幻視の病態機序には，DLBの視空間認知障害や視覚認知障害が関与していると考えられています。幻視は，「おかっぱ頭の小さな女の子がそこに座っている」「壁から人が出てくる」などのように内容が具体的で，人物のほか虫や小動物などが見えると言い，それらが動きを伴うこともあります。本人もその内容を覚えています。幻視は，ADではせん妄状態となったときを除いて稀にしか出現しないため，鑑別点として重要な症状です。DLBでは幻視以外の幻覚として幻聴がみられることも稀にあります。

　　その他，DLBでは視覚認知機能障害に基づく錯視（「床の上の電気コードが蛇に見える」など），変形視（「天井が歪んで見える」など），実体的意識性（「いつもななめ後ろに誰かがいるような感じがする」など）がみられることがあります。また人物や場所の誤認もしばしばみられます。さらに幻視や誤認を基盤に二次的に嫉妬妄想（症例5）や被害妄想がみられるほか，幻の同居人（「家の中に知らない他人が住んでいる」など），カプグラ症候群（身近な人物を，似ているが他人であると否定する（症例6）など）などの人物誤認妄想〔第2章（☞16ページ）参照〕が形成されることもあります。

3）パーキンソン徴候

　　DLBでは特発性（すなわち脳血管性や薬剤性などではない）の**パーキンソン徴候**〔第4章（☞23ページ）参照〕がみられます。診断基準の中核的特徴の1つとなっています。

DLBではパーキンソン徴候のうち筋固縮（筋強剛），動作緩慢，姿勢反射障害が目立ち，振戦がみられることはあまりありません。姿勢反射障害のため易転倒性がみられます。DLBのパーキンソン徴候は経過とともに進行性に悪化していきます。ADではパーキンソン徴候が初期からみられることはないので，鑑別上重要なポイントとなります。

4）レム期睡眠行動異常症

　2017年に発表された新しい診断基準では**レム（REM）期睡眠行動異常症**が，それ以前の診断基準での示唆的特徴から中核的特徴の1つへ格上げされ，重要な所見として位置づけられるようになりました。レム期睡眠行動異常症は，認知症が起こる数年～十数年前からみられることが多く，認知症が出現する頃にはむしろ軽減・消失していることも稀ではありません。

レム期睡眠行動異常症

　レム（REM）睡眠時に正常者では起こる筋緊張の抑制がDLB患者では欠如するため，夢の内容と一致した異常な行動（喧嘩をするような大声を出す，部屋を飛び出していく，殴りかかるなどの闘争的行動や恐怖からの逃避的行動）を実際に起こします。客観的には睡眠ポリグラフ検査で確認されます。

5）その他の症状

　DLBでは早期から高頻度に**うつ症状**を認めます。長くうつ病として治療していた人に認知症が発症しDLBであったという症例はよく経験します。
　またレビー小体は中枢神経系以外では自律神経系の神経細胞にも出現するため，DLBでは頑固な便秘，頻尿・尿失禁，起立性低血圧などの**自律神経症状**も高頻度にみられます。

表5–5　レビー小体型認知症の患者が過敏性を示す薬剤

- 抗うつ薬，抗精神病薬
- 抗パーキンソン病薬
- ベンゾジアゼピン系薬剤
- 抗コリン作用のある薬剤（頻尿治療薬など）
- 胃薬，抗潰瘍薬（スルピリド，H_2ブロッカー）
- 抗ヒスタミン薬，総合感冒薬
- ドネペジルなどのコリンエステラーゼ阻害薬

さらにDLBでは**抗精神病薬に対する過敏性**があることも特徴の1つです。抗精神病薬のみならず中枢神経作用薬（総合感冒薬でも！）で著明な副作用が出ることがあり，薬剤の増量や新規薬剤開始の際は注意が必要です（表5-5）。

D 臨床診断

DLBを臨床的に診断するには，変動する認知機能障害，繰り返す具体的な幻視，妄想，パーキンソン徴候，うつ，レム期睡眠行動異常症などを確認する

表5-6 DLBの臨床診断基準（2017）

DLBの診断には，社会的あるいは職業的機能や，通常の日常活動に支障を来す程度の進行性の認知機能低下を意味する認知症であることが必須である。初期には持続的で著明な記憶障害は認めなくてもよいが，通常進行とともに明らかになる。注意，遂行機能，視空間認知のテストによって著明な障害がしばしばみられる。

1. **中核的特徴**（最初の3つは典型的には早期から出現し，臨床経過を通して持続する）
    - 注意や明晰さの著明な変化を伴う認知の変動
    - 繰り返し出現する構築された具体的な幻視
    - 認知機能の低下に先行することもあるレム期睡眠行動異常症
    - 特発性のパーキンソニズムの以下の症状のうち1つ以上；動作緩慢，寡動，静止時振戦，筋強剛
2. **支持的特徴**
    抗精神病薬に対する重篤な過敏性；姿勢の不安定性；繰り返す転倒；失神または一過性の無反応状態のエピソード；高度の自律機能障害（便秘，起立性低血圧，尿失禁など）；過眠；嗅覚鈍麻；幻視以外の幻覚；体系化された妄想；アパシー，不安，うつ
3. **指標的バイオマーカー**
    - SPECTまたはPETで示される基底核におけるドパミントランスポーターの取り込み低下
    - MIBG心筋シンチグラフィでの取り込み低下
    - 睡眠ポリグラフ検査による筋緊張低下を伴わないレム睡眠の確認
4. **支持的バイオマーカー**
    - CTやMRIで側頭葉内側部が比較的保たれる
    - SPECT，PETによる後頭葉の活性低下を伴う全般性の取り込み低下（FDG-PETによりcingulate island signを認めることあり）
    - 脳波上における後頭部の著明な徐波活動

Probable DLBは，以下により診断される
a. 2つ以上の中核的臨床的特徴が存在する
または
b. 1つの中核的臨床的特徴が存在し，1つ以上の指標的バイオマーカーが存在する
Probable DLBは指標的バイオマーカーの存在のみで診断するべきではない

〔McKeith IG, Boeve BF, Dickson DW, et al：Diagnosis and management of dementia with Lewy bodies：Fourth consensus report of the DLB Consortium. Neurology. 2017；89：1–13 より抜粋〕

＊「認知症疾患診療ガイドライン」作成委員会，編：認知症疾患診療ガイドライン2017．医学書院，2017，p239 より許諾を得て改変し転載

ことが必要です。2017年6月に新たなDLB臨床診断基準が発表されました（表5-6）[3]。病歴や診察所見でDLBに特徴的な症候が組み合わせて認められれば臨床診断は難しくありません。パーキンソン徴候の有無の判定に自信がない場合は神経内科医（パーキンソン徴候を呈する患者の診療に精通している）にコンサルトをするとよいでしょう。

認知症の病型診断をする際，認知症の原因疾患の半分はADですので，目の前の患者をまずADと想定してみて，ADらしくない点があるか，DLBに特徴的な点はないかを検討して病型診断を下してみてもいいでしょう。表5-7は，病型診断の参考になるよう，ADとDLBの臨床徴候を比較したものです。

DLBの補助検査として頭部CTないしMRI，MIBG心筋シンチ検査，脳血流シンチ検査，ドパミントランスポーター画像があります。

頭部CT/MRIはDLBに特異的な異常所見はなく，認知症をきたす他疾患を除外する目的で行います。進行すると，ADと同じような側頭葉内側の萎縮を認めますが，その程度はADより軽いようです。

DLBでは自律神経系にも病変があり，心筋を支配する交感神経が脱神経を起こしています（図4-11）（☞34ページ）ので，心臓交感神経機能を半定量的

表5-7 アルツハイマー型認知症（AD）とレビー小体型認知症（DLB）の臨床徴候の比較

	AD	DLB
好発年齢	各年代 （高齢になるほど頻度上昇）	70〜80歳代の高齢者に多い
性差	女性にやや多い	男性にやや多い
病歴	初期にはしまい忘れ，探し物が多い	しばしば <u>うつ症状</u> や <u>レム期睡眠行動異常症</u> が前駆
診察室で	<u>振り向き徴候</u> <u>取り繕い</u>	意識，注意レベルの変動がみられることもある（稀）
記憶障害	必ずある	はっきりある症例とごく軽度の症例がある（病初期）
心理・行動症状	<u>もの盗られ妄想</u>	幻視，錯視 人物誤認妄想，嫉妬妄想
症状の変動	なし	変動あり（時間〜週・月の周期）
身体症状	初期には目立たない	パーキンソン徴候 自律神経徴候（便秘，起立性低血圧）
その他		薬剤への過敏性

注：下線は各疾患に特徴的なもの（必ずしも特異的ではない）

図 5-7 DLB の脳血流シンチ（相対的血流低下部位 eZIS）
後頭葉の血流低下を認める。

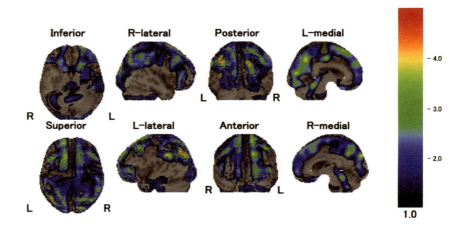

に評価する **MIBG 心筋シンチ検査**において DLB 患者の約 90% では心筋への取り込み低下（心臓/縦隔比：H/M 比の低下）を認めます〔第 4 章（☞ 33 ページ）参照〕。AD では H/M 比は下がらない（正常パターン）ので，AD と DLB の鑑別が可能です（図 4-13）（☞ 35 ページ）。

脳血流シンチ検査では，DLB は後頭葉の血流低下を認めるのが特徴的所見です（図 5-7）が，DLB 患者の約半数で認めるのみです。

ドパミントランスポーター画像は黒質線条体ドパミン神経の変性を直接可視化できる検査で，DLB 患者では線条体の集積低下を認めるのに対し，AD では集積低下を認めず，両者の鑑別に有用です（図 4-14）（☞ 36 ページ）。

頭部 CT/MRI 以外の補助検査は DLB 疑いのすべての患者に施行しなければならないというわけではありませんが，AD との鑑別に苦慮する場合は有用な情報を提供してくれるので，検査のできる施設に依頼して行えばよいでしょう。新しい臨床診断基準では MIBG 心筋シンチ検査とドパミントランスポーター画像が指標的バイオマーカーとして採用されています。

表 5-8 は，生前認知症と診断されていた患者の剖検例において病理学的に DLB と診断された症例の頻度の報告をまとめたものです[4]。病理学的に確認される認知症の原因疾患の約 20% は DLB であることがわかります。DLB は想像されるより頻度の高い疾患です。AD では最晩期の失外套状態にならないとパーキンソン徴候は呈さないので，当初 AD と診断して経過をみていた症例でも病初期～中期にパーキンソン徴候が出現してきた場合，DLB の可能性を

表 5-8 認知症剖検例におけるレビー小体型認知症（DLB）の頻度

著者	DLB例/認知症例	DLB（%）
Joakim, et al (1988)	26/150	17.3
Dickson, et al (1989)	27/216	12.5
Perry, et al (1990)	20/93	21.5
Burns, et al (1990)	6/50	12.0
Galasko, et al (1994)	42/170	24.7
Ince, et al (1995)	20/69	29.0
Kosaka, et al (1995)	12/79	15.2 (DLBD)
Akatsu, et al (2002)	28/158	18.0

＊小阪憲司, 他：レビー小体型認知症の臨床. 医学書院, 2010, p70 より許諾を得て改変し転載

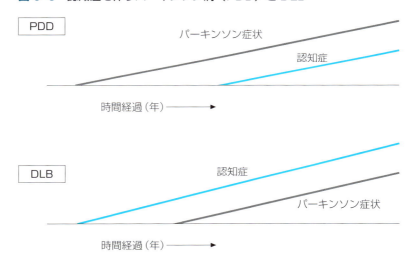

図 5-8 認知症を伴うパーキンソン病（PDD）と DLB

考えなければなりません（症例 7）。また, DLB の剖検脳では, ほとんどの症例において様々な程度の AD 病理を伴っており[5], そのために DLB, AD の症状が混在することもあり, 明確な臨床診断が困難な場合（症例 7 のようなケース）もあります。

パーキンソン病では経過中, 高頻度（60〜80%）に認知症を呈することが知られており, この場合, 認知症を伴うパーキンソン病（Parkinson's disease with dementia：PDD）と呼ばれます。PDD では, パーキンソン症状が先行し, 遅れて認知症が発症します。一方, DLB では認知症の発症に遅れて（1 年前後順番が逆転することもありますが）パーキンソン症状が出現します（図 5-8）。

PDDもDLBも病理学的にレビー小体が神経細胞内に存在しますが，その好発部位がPDDでは脳幹（中脳の黒質）であるのに対してDLBは大脳皮質であるという違いがあります．いずれも病期の進行に伴い，レビー小体の分布は他の脳部位へ広がっていきます．好発部位の違いのみであるので，両者を本質的に同じ病態ととらえ，まとめて「レビー小体病」と呼ぶことが提唱されています[6]．

DLBの治療は，第6章（☞107ページ）でふれます．

文献

1) 井関栄三, 編著：レビー小体型認知症―臨床と病態. 中外医学社, 2014, p39.
2) 小阪憲司, 他：レビー小体型認知症の臨床. 医学書院, 2010, p20.
3) 「認知症疾患診療ガイドライン」作成委員会, 編：認知症疾患診療ガイドライン 2017. 医学書院, 2017, p239.
4) 小阪憲司, 他：レビー小体型認知症の臨床. 医学書院, 2010, p70.
5) 小阪憲司, 編：レビー小体型認知症の診断と治療. Harunosora, 2014, p181-2.
6) 小阪憲司, 他：レビー小体型認知症の臨床. 医学書院, 2010, p36-53.

3 血管性認知症

A 概論

　脳の重量は体重の 2% にすぎませんが，血流は全循環血液量の 20% が脳へ供給されており，脳は血液を大量に必要とする"贅沢な"臓器です。そのため，脳の血流を妨げる危険因子により，脳はその機能が容易に障害されます。

　血管性認知症（vascular dementia：VaD）は，認知症と脳血管障害があり，両者に因果関係がある場合に診断されますが，この因果関係を確認することが難しい症例も多くあります。

B 症例

症例 8

階段状に認知症が悪化した症例（初診時 81 歳，女性）

図 5-9　症例 8：頭部 MRI
陳旧性のラクナ梗塞の多発と慢性虚血性変化を認める。また両側側頭葉内側の萎縮も認められる。

FLAIR 画像（水平断）

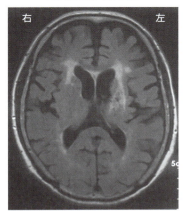

T1 強調画像（冠状断）

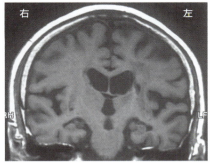

VSRAD の Z スコア　2.28

現病歴 以前より多少のもの忘れはあった。もの忘れ外来受診 2 年半前，右片麻痺の脳梗塞を起こす。その後，もの忘れがいっそうひどくなった。
既往歴 高血圧，高脂血症，糖尿病をかかりつけ医で治療中。
初診時所見 右片麻痺（中等度），両下肢深部感覚低下（軽度；糖尿病性）
初診時検査 MMSE：22/30 点，Hachinski 虚血スコア：8 点

　頭部 MRI：左視床，左被殻〜放線冠，右視床に陳旧性のラクナ梗塞が多発し，両側大脳深部白質に慢性虚血性変化を認める。両側側頭葉内側の萎縮も認められる（VSRAD の Z スコア 2.28）（図 5–9）。

まとめ もともと軽いアルツハイマー型認知症があったものと推測され，その上に脳梗塞が起こり，認知症が階段状に悪化したと考えられる症例です。

症例 9

単発の脳梗塞で認知症を発症した症例（70 歳，女性）

現病歴 もともとこまめな性格で，それまでなんら問題なく家庭生活を送っていたが，受診 4 日前より急に，電気を消さない，窓のカーテンを閉め忘れる，戸締まりを忘れる，などの症状がみられるようになる。食事の用意がうまくできなくなり（オジヤを作るのにご飯を入れていない），食事を作るのを面倒くさがるようになる，味付けが以前とまったく違う，また活気も急に乏しくなった，とのことで，もの忘れ外来受診。
既往歴 高血圧をかかりつけ医で加療中。
初診時所見 意識レベルがわずかに dull。明らかな麻痺や構音障害，感覚異常はない。
初診時検査 MMSE：23/30 点（見当識 −1，暗算 2/5，3 単語遅延再生 0/3），CDR：1

　頭部 MRI：右視床（前内側）に急性期梗塞（拡散強調画像で高信号）を認める（図 5–10）。その他，両側基底核領域〜両側大脳半球深部白質に多数の陳旧性梗塞巣と両側側脳室周囲深部白質に慢性虚血性変化を認める。MR アンギオでは主要血管に狭窄や動脈瘤の所見はなかった。海馬領域の萎縮はなし（VSRAD の Z スコア 1.0）

経過 かかりつけ医へ脳梗塞の二次予防の抗血小板剤の投与開始と血圧管理の

徹底を依頼した。9カ月経過後，経過の評価目的でもの忘れ外来を再診した際には，記憶力は改善（MMSEは29/30点で，3単語遅延再生は3/3）していたが，「やる気がない」「考えたくない」と，意欲の低下はまだみられた。このときの頭部MRIで新たな新鮮梗塞はなかったが，陳旧性小梗塞や虚血性病変は多発・増加していたので，かかりつけ医にその情報を伝え，以降の厳密な動脈硬化進展予防の管理を依頼した。

図 5-10　症例9：頭部 MRI
右視床（前内側）に急性期梗塞（拡散強調画像で高信号）が認められる（**矢印**）。

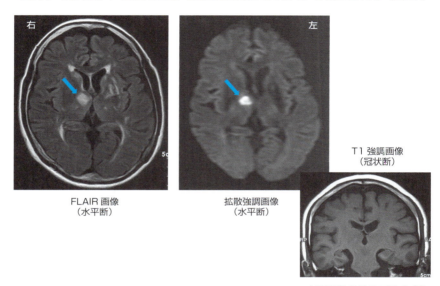

> **まとめ**　責任病巣を右視床（その前方が主座）とする局在病変型脳梗塞による認知症です。急性期にアパシーがみられました。比較的良好な転帰をとり，認知症が改善しました。

症例 10

緩徐進行性の経過をとった症例（初診時71歳，女性）

現病歴　初診2～3年前よりろれつの回らないしゃべり方となり，少しずつ悪化してきた。

初診 10 カ月前頃より通帳を何度も探すようなもの忘れが目立つようになり，日にちの概念がなくなるようになる。こちらも徐々に悪化した。基本的な ADL は自立。

既往歴　高血圧，関節リウマチをかかりつけ医で治療中。

初診時所見　構音障害，筋固縮，無動症

初診時検査　MMSE：17/30 点（見当識 4/10，計算 0，3 単語遅延再生 1/3）
　頭部 MRI：前頭葉優位の脳萎縮，両側被殻〜放線冠・両側大脳半球深部白質に慢性虚血性変化（VSRAD の Z スコア 1.18）（図 5–11）。

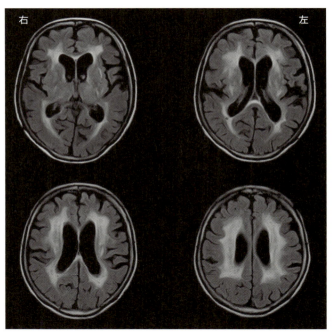

図 5–11　症例 10：頭部 MRI
両側被殻〜放線冠・両側大脳半球深部白質に慢性虚血性変化を認める。

FLAIR 画像（水平断）

> **まとめ**　脳血管性パーキンソニズムを伴い緩徐進行性の認知症をきたしたビンスワンガー病（☞ 74 ページ）と考えられる症例です。

C 血管性認知症の症状

1）発症と経過

　アルツハイマー型認知症（AD）では全症例が潜在性の発症形式をとりますが，VaDでは潜在性発症から急性発症まで様々な発症形式があります。また経過も，「階段状進行型」（症例8），「突発完成型」（症例9），「緩徐進行型」（症例10）など様々です（図5-12）。日本人を対象とした検討では，それぞれの頻度は，「階段状進行型」45.0％，「突発完成型」14.2％，「緩徐進行型」29.4％でした[1]。

　「階段状進行型」と「突発完成型」の経過の場合，脳卒中発作の存在が明らかで，発作後に認知症の悪化を認めますが，「緩徐進行型」の場合は明らかな脳卒中発作は指摘できないことがほとんどです。またVaDでは認知症の経過が停止性となる場合や改善傾向を示す場合（症例9）もあり，この点は，ADやDLBなどの変性性の認知症と大きく異なる点です。

2）認知機能障害

　VaDは，ADに比して記憶障害が軽度ですが，遂行機能障害が高度の傾向があります。VaDの言語障害は語想起，呼称，復唱の障害が特徴的です。梗塞の

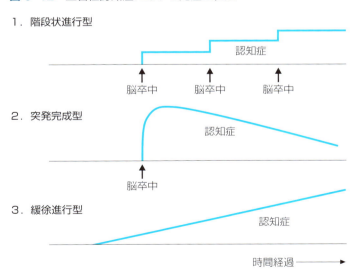

図5-12　血管性認知症における発症と経過

起こる部位により，観念運動失行や観念失行（優位半球側頭頭頂葉病変），半側空間無視（劣位半球頭頂葉病変）などがみられることがあります。

3）BPSD

VaDではアパシーが高頻度にみられます（症例9）。抑うつ状態，不安，焦燥もみられることがありますが，幻覚，妄想はあまりみられません。

4）局所神経徴候

VaDではADと異なり，認知機能障害以外に早期より局所神経徴候を伴うケースが多くみられます（症例8，10）。脳血管障害の病変の部位により症状所見は異なりますが，片麻痺（それに伴う深部反射の左右差），感覚障害，パーキンソン徴候（無動，筋固縮，姿勢反射障害，小刻み歩行），排尿障害，仮性球麻痺（構音・嚥下障害）などを認めることがあります。

表5-9 NINDS-AIREN による血管性認知症（probable VaD）の診断基準の要約

A. 認知症がある
　a）記憶障害と，次の認知機能のうち2つ以上の障害がある．見当識，注意力，言語，視覚空間機能，行動機能，運動統御，行為
　b）臨床的診察と神経心理学的検査の両方で確認することが望ましい
　c）機能障害は，日常生活に支障をきたすほど重症である．しかし，これは脳卒中に基づく身体障害によるものを除く
　【除外基準】
　a）神経心理検査を妨げる意識障害，せん妄，精神病，重症失語，著明な感覚運動障害がない
　b）記憶や認知機能を障害する全身性疾患や他の脳疾患がない
B. 脳血管障害（CVD）がある
　a）神経学的診察で，脳卒中の際にみられる局所神経症候（片麻痺・下部顔面神経麻痺・Babinski徴候・感覚障害・半盲・構音障害）がみられる
　b）脳画像（CT・MRI）で明らかな多発性の大梗塞，重要な領域の単発梗塞，多発性の基底核ないし白質の小梗塞あるいは広範な脳室周囲白質の病変を認める
C. 上記の両者に関連がみられる．下記a）ないしb）の両者，またはいずれかを満足する
　a）明らかな脳血管障害後3カ月以内に認知症が起こる
　b）認知機能が急激に低下するか，認知障害機能が動揺性ないし段階的に進行する

＊「認知症疾患治療ガイドライン」作成合同委員会，編：認知症疾患治療ガイドライン2010 コンパクト版2012. 医学書院，2012, p146より許諾を得て転載

D 臨床診断

1）診断基準

VaDの診断は，
①認知症がある
②脳血管障害がある
③両者に因果関係がある
の3点を満たすことによります。代表的なVaDの臨床診断基準として米国国立神経疾患・脳卒中研究所（NINDS）とAssociation Internationale pour la Recherche et l'Enseignement eu Neurosciences（AIREN）とによる診断基準（NINDS-AIREN）があります（表5–9）[1]。

また，ADと鑑別する目的で，Hachinskiの虚血スコア（表5–10）が作成されています。脳血管障害とADの病変は合併しやすく，「混合型認知症」という概念もあります。表5–11は，病型診断の参考になるよう，ADとVaDの臨床徴候を比較したものです。

表5–10 Hachinskiの虚血スコア

徴候	点数
●突然の発症	2
●階段状の増悪	1
●動揺する経過	2
●夜間せん妄	1
●人格変化の乏しさ	1
●抑うつ	1
●身体的愁訴	1
●情動失禁	1
●高血圧の既往	1
●脳卒中の既往	2
●動脈硬化関連所見	1
●局所神経症状	2
●局所神経徴候	2

合計18点満点中，7点以上はVaD，4点以下はAD，5〜6点は鑑別困難な認知症とする。

表 5-11 アルツハイマー型認知症（AD）と血管性認知症（VaD）の臨床徴候の比較

	AD	VaD
好発年齢	各年代（高齢になるほど頻度上昇）	なし
発症形式	いつとはなしに	突発性 潜在性もあり
経過	緩徐に進行性に増悪	階段状の悪化あり 進行性の悪化もあり 進行の停止ありうる 改善傾向ありうる
認知機能障害	記憶障害は必ずある 近時記憶，時の見当識で発症 進行して全般性の障害となる	記憶障害の程度は様々 遂行機能障害高度 失語・失行等を伴うことあり
心理・行動症状	もの盗られ妄想 被害妄想	自発性の低下（アパシー） 思考の鈍麻
身体症状	初期には目立たない	局所神経症状を伴うことあり パーキンソン徴候を伴うことが多い

2）タイプ別分類

NINDS-AIREN 診断基準では，VaD は以下のように分類されています（図 5-13）[1]。

1. **多発梗塞性認知症**

   皮質，皮質下領域を含む比較的大きな多発性脳梗塞によるもので，発症が急性で階段状に増悪する経過をとります。

2. **認知症発現に戦略的な部位の単一病変による VaD**

   認知機能に直接関与する重要部位（視床，海馬，角回，帯状回等）の梗塞で発症します。発症は急性で，多くの場合その後緩徐に軽快する経過をとります（症例 9）。

3. **小血管病変性認知症**

   小血管の虚血性病変による認知症で，多くは緩徐進行性の経過をとります。脳血管障害と認知症との時間的関連がはっきりしない場合がほとんどです。多発性ラクナ梗塞性認知症とビンスワンガー病（進行性皮質下血管性脳症）の 2 型がありますが，両者はしばしば合併して起こります。多発性ラクナ梗塞性認知症は，穿通枝の閉塞によるラクナ梗塞が基底核領域や深部白質に多発したもので，ビンスワンガー病は大脳白質に広範かつびまん性の脱髄を生じたものです。いずれも白質の循環障害により前頭前野回路や視床

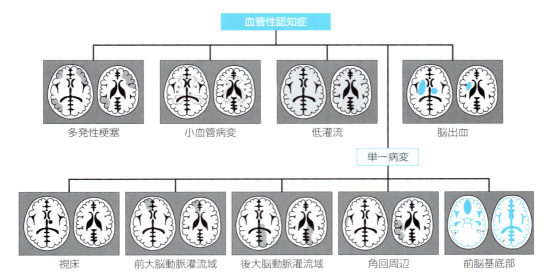

図 5–13　NINDS-AIREN 診断基準における VaD 画像所見分類

〔Román GC, Tatemichi TK, Erkinjuntti T, et al：Vascular dementia：diagnostic criteria for research studies. Report of the NINDS-AIREN International Workshop. Neurology. 1993；43（2）：250–60.〕
＊「認知症疾患治療ガイドライン」作成合同委員会，編：認知症疾患治療ガイドライン 2010 コンパクト版 2012．医学書院，2012，p15 より許諾を得て転載

皮質路などの連絡機能が寸断されて認知症が起こると考えられています[1]。認知機能障害としては，遂行機能障害，思考緩慢，感情失禁などがみられますが，記憶力は比較的保たれます。ほとんどの場合，片麻痺や仮性球麻痺，パーキンソン徴候など何らかの神経徴候を伴います（症例 10）。

4. 低灌流性 VaD

ショック状態や心停止，主幹動脈の閉塞や高度狭窄などにより脳の循環不全が起こり，生じる認知症です。

5. 脳出血性 VaD

中等大以上の大きさの脳内出血，くも膜下出血，アミロイドアンギオパチーによる多発皮質下出血などによる認知症です。

3）検査

頭部 CT，MRI で局所神経徴候の責任病変を確認します。脳血流 SPECT 検査では，梗塞巣ではその分布に応じて斑状に脳血流が低下します。小血管病変性認知症など白質病変が高度な症例では前頭葉の血流低下を認めます。

VaD の治療は，第 6 章（☞ 108 ページ）でふれます。

文献

1) 「認知症疾患治療ガイドライン」作成合同委員会, 編：認知症疾患治療ガイドライン 2010 コンパクト版 2012. 医学書院, 2012, p143–68.

4 前頭側頭葉変性症

A 概論

　前頭側頭葉変性症（frontotemporal lobar degeneration：FTLD）は，前頭葉と側頭葉前方に病変の主座を置く非アルツハイマー型の変性性認知症疾患を指す症候群です．行動障害や言語障害を主徴とします．
　FTLD は，
①前頭側頭型認知症（frontotemporal dementia：FTD）
②進行性非流暢性失語（progressive nonfluent aphasia：PNFA）
③意味性認知症（semantic dementia：SD）
の 3 病型に分類されます．近年は FTLD という用語は病理学的分類にのみ用い，臨床的には FTLD の代わりに FTD が用いられます．これに伴い，FTLD の下位分類であった FTD は行動障害型前頭側頭型認知症（behavioural variant of frontotemporal dementia：bvFTD）と呼ばれることが一般的となりました（表 5-12）[1]．図 5-14 は，3 病型における主たる大脳の萎縮部位を示したものです[2]．
　わが国における FTLD の認知症に占める頻度は 5〜10％ とされており，ほとんどが孤発性です．

表 5-12　前頭側頭葉変性症の分類と用語の変更

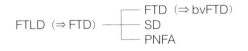

FTLD：前頭側頭葉変性症
FTD：前頭側頭型認知症
bvFTD：行動障害型前頭側頭型認知症
SD：意味性認知症
PNFA：進行性非流暢性失語症

〔文献 1 より〕

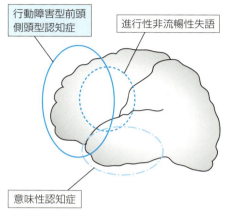

図 5–14　前頭側頭葉変性症の 3 病型の主たる大脳萎縮部位

＊中島健二，他編：認知症ハンドブック．医学書院，2013，p625 より許諾を得て転載

B 症例

症例 11

行動障害型前頭側頭型認知症（bvFTD）が疑われた症例
（初診時 66 歳，女性）

現病歴　受診 2 年くらい前より同じ話（嫁に来た頃，義理の両親から怒られ，つらかったという話）を 1 日に何回もするようになり，自分が言ったことを否定されるとすぐ怒る。ちょっとしたことに怒りっぽくなり，すぐ興奮するようになった。警官を相手に怒り出したこともあった。家人の言うことを聞かず，わがまま勝手な行動をする。会話をしていても，一方的にそれまでの脈絡と関係ない話題を突然持ち出す。身の回りのことは問題なくできている。金銭管理に失敗はないが，買い物で不必要な物を大量に買ってくることがある。家人は，本人にはもの忘れの自覚はないという。幻覚なし。

既往歴　子宮がん手術

初診時所見　著変なし

初診時検査　MMSE：26/30 点（3 単語遅延再生 3/3），CDR：0.5
　　頭部 MRI：前頭葉優位の脳萎縮を認める（図 5–15）。

図 5-15　症例 11：頭部 MRI
両側前頭葉の萎縮を認める。

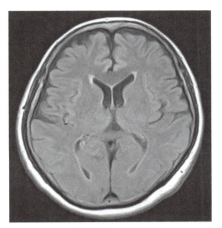

FLAIR 画像（水平断）

まとめ　記憶障害はなく，他者との共感性の欠如や脱抑制的行動が前景であった行動障害型 FTD で，脳画像も FTD として合致します。

症例 12

意味性認知症の一例（初診時 70 歳，男性，右利き）

現病歴　受診 1 年くらい前より，人の名前が出てこない。野菜の名前が出てこなかったり，トマトをスイカと言ったりするようになる。漢字が出てこない，書こうとして字が思い出せない。生活上支障はないが，一貫してものの名前が出てこない。昼間はほぼ毎日家庭菜園で野菜や果物作りをする。作業は問題なくできている。必要な種や肥料などは自分で車を運転して買いに行く。自分で毎日手塩にかけて育てているトマトなのに，妻から「お父さん，今日雨が降ってますけど，トマト（の作業）はどうしますか」と聞かれると，「トマトってなんだ？」とトマトの意味がわからない。「マッチ」が出てこず，「火をつけるのを持ってこい」と言う。自分でもおかしいと思っている。

既往歴　糖尿病
家族歴・生活歴　特記事項なし
初診時所見　両下肢振動覚低下（糖尿病性ニューロパチーによる）

初診時検査 MMSE：25/30点（3単語遅延再生0/3，自発書字−1），CDR：0.5

頭部MRI：左側頭葉が著明に萎縮している（図5-16のA）。

脳血流シンチ：左側頭葉前方部に限局する著明な血流低下を認める（図5-16のB）。

経過 その後，基本的ADLには問題ないが，言語理解の障害が進行性に悪化した。易怒性がみられるようになる。初診5年後には言語理解がほとんど不可能となり，何を聞いても「わからん」と言うのみ。ジェスチャーでの模倣は可能。

図5-16 症例12
A：MRIでは左側頭葉の著明な萎縮が確認できる。B：脳血流シンチでは左側頭葉の前方に限局して高度な血流低下を認める（**矢印**）。

A. 頭部MRI T1強調画像

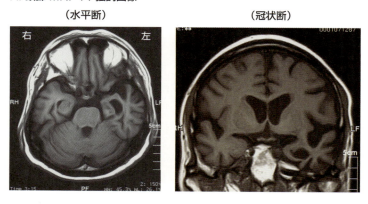

B. 脳血流シンチ eZIS

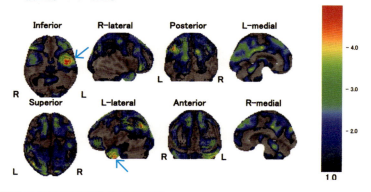

まとめ 優位半球（左）の側頭葉極（前方部）に限局性の萎縮があり，進行性に言語理解の障害が増悪した意味性認知症の症例です。

C 前頭側頭葉変性症の症状

1）行動障害型前頭側頭型認知症（bvFTD）

性格変化と社会的振る舞いの障害が，bvFTDの主な症状です。無気力・無関心で，自発性が低下します。考え不精で，質問されてもすぐに「わかりません」と答えます。早期から脱抑制的な行動がみられます（症例11）。盗みや交通ルール違反など反社会的な行動を起こします。常同行動，保続（同じ行為や発語を繰り返す），遂行機能障害なども早期よりみられることがあります。病初期より病識は欠如しています。食行動にも変化（甘い物を好む）がみられることもあります。エピソード記憶や視空間認知機能は保持されます。潜在性に発症し，緩徐な経過で進行します。病変の主座は前頭葉です（図5-14）。bvFTDの一部には，筋萎縮性側索硬化症と同様な運動ニューロン症状（随意筋の筋萎縮と脱力）を呈する例があり，運動ニューロン疾患を伴う前頭側頭型認知症（湯浅・三山病）としてとらえられています[3]。

bvFTDでは2011年に臨床症状の有無を確認することで診断ができる新しい診断基準が示されています（表5-13）[1,4]。表5-14は，アルツハイマー型認知症（AD）とbvFTDの臨床的徴候を対比したものです。

2）進行性非流暢性失語（PNFA）

PNFA（progressive nonfluent aphasia）は非流暢性の失語で発症し，緩徐進行性の経過をとります。失語の特徴は復唱障害，錯語，失文法などで，言語の理解は比較的保たれます。初期には，記憶，視空間認知，遂行機能は保たれ，bvFTDのような行動障害も呈しません。進行すれば無言となります。病変の主座はシルビウス裂周囲の前頭・側頭葉です（図5-14）。

3）意味性認知症（SD）

毎日家庭菜園でトマト栽培の作業を行っているのに，トマトの意味がわからない（症例12）といったように，SD（semantic dementia）では語の辞書的意味がわからなくなります（意味記憶の障害：語義失語）。復唱は保たれ，発話では文法や発語は保たれます。エピソード記憶も保たれます。緩徐進行性

表 5-13　行動障害型前頭側頭型認知症（bvFTD）の国際診断基準（2011 年 FTDC）

I. 神経変性疾患である。（必須項目）
　以下の症状を認める。
　（知識のある情報提供者によってもたらされる）観察所見または病歴により，行動および/または認知機能の進行性の悪化を示す。

II. Possible bvFTD
　以下の行動/認知の症状（A〜F）のうち 3 つ以上を認める。それらは単発または稀な出来事ではなく，持続的または頻回に認める必要がある。
　A. 早期* からの行動の脱抑制（以下のうち 1 つ以上を認める）。
　　A-1. 社会的に不適切な行動
　　A-2. マナーや礼儀の喪失
　　A-3. 衝動的，短絡的，または不注意な行動
　B. 早期からの無関心または無気力（以下のうち 1 つ以上を認める）。
　　B-1. 無関心（動機，意欲，興味の消失）
　　B-2. 無気力（行動の開始の減少）
　C. 早期からの共感または感情移入の欠如（以下のうち 1 つ以上を認める）。
　　C-1. 他者の要求や感情に対する反応の減少
　　C-2. 社会的な興味や他者との交流，または人間的な温かさの減少
　D. 早期からの保続的，常同的，または強迫的/儀式的な行動（以下のうち 1 つ以上を認める）。
　　D-1. 単純な繰り返す動き
　　D-2. 複雑な，強迫的または儀式的な行動
　　D-3. 常同言語
　E. 口唇傾向や食行動変化（以下のうち 1 つ以上を認める）。
　　E-1. 食嗜好の変化
　　E-2. 過食，飲酒・喫煙量の増加
　　E-3. 口唇探索（物品を口で探る）または異食症（食べられないものを食べる）
　F. 神経心理学的プロフィール：記憶や視空間機能の相対的保持と実行/生産的な機能の障害（以下の 3 つすべてを認める）。
　　F-1. 実行機能の障害
　　F-2. エピソード記憶が比較的保たれる
　　F-3. 視空間機能が比較的保たれる

III. Probable bvFTD
　以下（A〜C）をすべて認める。
　A. Possible bvFTD の診断基準を満たす。
　B. 有意な機能低下を示す（介護者の報告，Clinical Dementia Rating Scale または Functional Activities Questionnaire スコアによる）。
　C. 画像が bvFTD と一致している（以下のうち 1 つを認める）。
　　C-1. MRI, CT での前頭葉および/または前部側頭葉の萎縮
　　C-2. PET, SPECT での前頭葉および/または前部側頭葉の血流低下，代謝低下

IV. FTLD の病理を伴う Definite bvFTD
　A および，B または C のいずれかを認める。
　A. Possible bvFTD または Probable bvFTD の診断基準を満たす。
　B. 生検または剖検により FTLD の組織病理学的な証拠がある。
　C. 既知の遺伝子の病的変異の存在。

V. 除外基準
　すべての bvFTD の診断において A ならびに B が陰性である。Possible bvFTD においては C は陽性であってよいが，Probable bvFTD では陰性である。
　A. 障害のパターンが他の非変性性の神経疾患または身体疾患でよりよく説明できる。
　B. 行動障害が精神疾患でよりよく説明できる。
　C. バイオマーカーが Alzheimer 病または他の神経変性疾患を強く示唆する。

＊一般的なガイドラインでは"早期"とは発症 3 年以内での症状の存在を表す。

〔文献 1 より〕

表 5-14 アルツハイマー型認知症（AD）と行動障害型前頭側頭型認知症（bvFTD）の主として病初期の臨床徴候の比較

	AD	bvFTD
好発年齢	各年代（高齢になるほど頻度上昇）	50～60歳代に多い
性差	女性に多い	性差なし
認知機能障害	記憶障害が必ずある エピソード記憶障害，時の見当識障害で発症	行動障害（脱抑制，わが道を行く行動，反社会的行動，常同行動） 遂行機能障害 常同言語 エピソード記憶と視空間認知は保たれる
心理・行動症状	もの盗られ妄想 被害妄想	無関心・無気力 共感・感情移入の欠如
身体症状	目立たない	目立たない（中期以降，強制把握などの原始反射出現）
その他	初期には病識があることもある	食行動の変化 初期より病識の欠如

の経過をとります。病変の主座は優位半球側頭葉の前方の限局性の部位です（図 5-14）。劣位半球側頭葉前方の萎縮では相貌失認（顔を見ても誰だかわからない，すなわち顔の「意味」記憶が失われる状態）が初期よりみられます。

前頭側頭葉変性症（FTLD）のうち行動障害（異常）型前頭側頭型認知症と意味性認知症が2015年7月から「難病法」（難病の患者に対する医療等に関する法律）に基づく難病に指定され，新たに医療費助成制度を受けることができるようになりました。ただし対象となるのは，65歳以下で発症した患者で，指定医による臨床調査個人票の記載があり，かつ指定医療機関で医療を受けた場合のみとなっています（詳しくは厚労省のホームページの「難病対策」を参照）。

FTLDの治療は，第6章（☞109ページ）でふれます。

文献

1) 尾籠晃司, 他：前頭側頭葉変性症. 臨牀と研究. 2014；91：908-13.
2) 橋本　衛：前頭側頭葉変性症. 臨床症状. 認知症ハンドブック. 中島健二, 他編. 医学書院, 2013, p625.
3) 三山吉夫：湯浅・三山病. Brain and Nerve. 2011；63：109-18.
4) Rascovsky K, et al：Sensitivity of revised diagnostic criteria for the behavioural variant of frontotemporal dementia. Brain. 2011；134：2456-77.

5 高齢者タウオパチー

A 概論

　総務省の発表した推計によると，わが国の 80 歳以上の人口は，2015 年に 1,000 万人を突破しました（総人口の 7.9%）。世界最速で超高齢社会に突入したわが国では，しばらくは高齢者，ことに 75 歳以上の後期高齢者の数が増加し続けていきます。認知症の最大のリスクファクターは加齢であり，今後認知症の患者数も増え続けていくことになります。このような中，認知症の原因疾患として「高齢者タウオパチー」が注目されています。

　タウオパチーとは，リン酸化したタウ蛋白が脳内に異常に蓄積する疾患群のことをいいます。そのうち高齢者タウオパチーは，アルツハイマー型認知症（AD）にみられるようなアミロイド β 蛋白の沈着がない変性性の高齢者認知症疾患の総称です。これには，**神経原線維変化型老年期認知症，嗜銀顆粒性認知症**などが含まれます。東京都健康長寿医療センターの高齢者ブレインバンクの連続剖検例の検討では，変性型認知症の原因疾患として高齢者タウオパチーの頻度は 32% であることが示されています[1]。

B 症例

症例 13

神経原線維変化型老年期認知症が臨床的に疑われる症例（初診時 91 歳，女性）

主訴　もの忘れ

現病歴　受診 1 年前よりもの忘れあり。今までやっていたことも，別のことをすると忘れる。大勢の人との会話（複数の話題が飛び交う）についていけない。ADL は特に問題なし。幻覚なし。
　毎日，本を読んだり，習字をして過ごす。

既往歴　胃がん・大腸がん手術（78 歳）。良性膵腫瘍・肺がんフォロー中。

初診時所見　著変なし（構成障害なし）

初診時検査　MMSE：15/30 点，CDR：1

透視立方体模写：2/2，時計描画テスト：5/5

頭部 MRI：年齢相応の前頭葉優位の脳萎縮，VSRAD の Z スコアは 1.61（図 5-17）

図 5-17　症例 13：頭部 MRI
前頭葉優位に年齢相応の脳萎縮を認める。
側頭葉内側の萎縮は目立たない（VSRAD の Z スコア 1.61）。

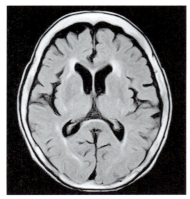
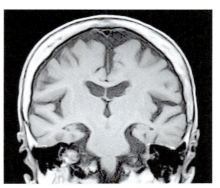

FLAIR 画像（水平断）　　　T1 強調画像（冠状断）

経過　介護保険の要介護認定を申請し（要介護 1），デイサービスを開始し，積極的に参加した。計算ドリルもするようになった。食事，移動，衣類の着脱は自力。薬は同居の娘が管理。その後，4 年間経過を追った。特に認知機能が悪化することなく，また問題行動もなく経過した。全経過を通じ，コリンエステラーゼ阻害薬やメマンチンなどの抗認知症薬の服用はない。

年齢（歳）	MMSE	CDR
91（初診時）	15/30	1
93	13/30	1
94	15/30	1
95	15/30	1

まとめ　抗認知症薬の服薬はなく，軽度認知症の状態で4年間停止性であった症例です。

症例14

嗜銀顆粒性認知症が臨床的に疑われる症例
（初診時80歳，女性）

現病歴　受診の数年前より，もの忘れあり。受診1年前より，それまでなかったことだが，主人に口答えをするようになる。また人の言うことを聞かなくなった。非常識な時間帯に孫や友人に電話をかけるなど，自己中心的な行動が目立つようになる。家事をあまりしなくなり，料理を主人に押し付けるようになる。衛生観念が低下した。

既往歴　うつ，高血圧

生活歴・家族歴　特記事項なし

初診時所見　著変なし

初診時検査　MMSE：23/30点，CDR：1

　頭部MRI：側頭葉内側の萎縮に左右差あり。VSRADのZスコアは1.26（図5–18）。

経過　1年後。ご主人が入院したため1人暮らしをするようになってからは，入浴，更衣，食事がきちんとできていない。冷蔵庫の中が片付かない。食器を洗わないまま使う。ゴミをよその家に捨てる。

　2年後。我欲が強くなり，自分の思い通りにならないとすぐ怒る。ゴミがあると気になり，ゴミ箱を絶えず空にする行動あり。食べることへの執着が強くなり，食べたばかりでも，いくらでも食べようとする。トイレ，入浴，更衣は自立。

　3年後。ご主人が亡くなり独居となる。ヘルパーが日に4回入る。不安のためか，ヘルパーステーションに頻回に電話をかける。一方，訪問に来たヘルパーに暴言を吐く。ゴミをしきりに気にして，何でも屋外に投げ捨てる。意欲低下あり。終日万年床の上でごろごろしている。

　その後，隣県に住む娘が地元の施設に入所させるとのことで転地した。

　全経過を通じ，コリンエステラーゼ阻害薬やメマンチンなどの抗認知症薬の服用はない。

図 5-18　症例 14：頭部 MRI（T1 強調画像）
左側の側頭葉内側の萎縮が優位である。3 年間で経時的変化はない。

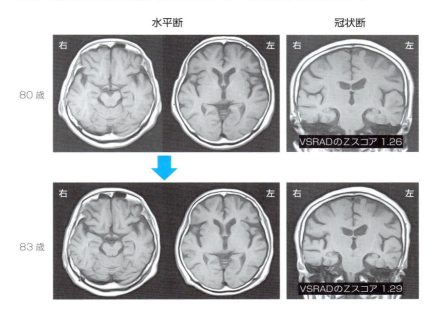

年齢（歳）	MMSE	CDR	その他
80	23	1	
81	25	1	
82	22	1	
83	20 （3 単語遅延再生：3/3）	1	FAB 9/18 NPI 22（不安，易刺激性，興奮で高得点）

まとめ　行動障害型前頭側頭型認知症に似た自己中心的な言動，脱抑制的な行動，食行動の変化がみられたが，記憶障害は軽く，全体的に緩徐な進行の経過をたどった症例です。

C 代表的な高齢者タウオパチー

1）神経原線維変化型老年期認知症（SD-NFT）

　SD-NFT（senile dementia of the neurofibrillary tangle type）は，後期高齢者が健忘型 MCI の状態で発症します。経過は停止性ないしきわめて緩徐な進行性で，長く MCI ないし軽度認知症にとどまることが多く，重度な認知症の状態までには至りません。記憶障害で始まり，見当識障害が加わることもありますが，その他の認知機能には障害がほとんどなく，人格レベルも保たれます（症例 13）。また AD では早期より構成障害を認めることが多いのですが，SD-NFT では構成障害はあまり目立ちません。周囲のサポート体制やケアが良好であれば独居生活の継続が可能なこともあります。

　神経病理学的には，海馬・海馬傍回が限局性に萎縮しており，同部位に神経原線維変化が多数みられ，神経細胞の脱落もそこに限られます。一方，AD でみられる老人斑がほとんどありません。頭部 MRI 検査では側頭葉内側（特にその後方）の萎縮を認めますが，画像だけでは AD との鑑別は困難です。SD-NFT の頻度は老年期の認知症の剖検例の 4〜6％ で，90 歳以上では 20％ とされ[2]，決して稀な疾患ではありません。AD と臨床診断されている例が多いと推測されます。

　確定診断は病理診断によるしかありません。臨床診断ガイドラインが提唱されています（表 5-15）が，臨床診断は決め手を欠き容易ではありません。しかも，一部の高齢発症 AD では，病変が海馬領域に比較的限局するタイプもあり，この場合，SD-NFT と臨床症状が共通し，鑑別はいっそう難しくなります[3]。AD と鑑別するための検査としてはアミロイド PET（β-アミロイドが

表 5-15　神経原線維変化型老年期認知症（SD-NFT）の臨床診断ガイドライン

1. 発症：老年期（特に後期老年期）に記憶障害で発症
2. 臨床症状と経過：初期は記憶障害を主体とし他の認知機能や人格は比較的保たれる（軽度認知障害段階）。その後緩徐に進行し，見当識や他の認知機能も障害されてくる（認知症段階）
3. 頭部画像（CT/MRI）：海馬領域の萎縮と側脳室下角の拡大（大脳皮質のびまん性萎縮は比較的軽度）
4. 鑑別診断：アルツハイマー病および他の非アルツハイマー型変性認知症を鑑別*

＊アルツハイマー病の鑑別にアミロイドイメージングが有用。

〔文献 2 より一部改変〕

沈着する AD では異常パターン，SD-NFT は正常パターン）がありますが，わが国では広く一般的に行われる検査法ではありません。

海馬領域は生理的変化として加齢とともに神経原線維変化が出現する部位であり，本症は究極の老化とも考えられています[4]。

2）嗜銀顆粒性認知症（AGD）

AGD（argyrophilic grain dementia）は，高齢者では頻度の高い孤発性の認知症ですが，確定診断は SD-NFT と同様，病理診断によらざるを得ないため，臨床的には認知度の低い疾患です。AD と診断されていることが多いと考えられます。

臨床的には，後期高齢期に発症し，初発症状はもの忘れのことが多く，さらに易怒性，性格変化，脱抑制的な行動などの行動障害型前頭側頭型認知症（bvFTD）に似た症状を呈するのが特徴的な臨床像です（症例14）。進行は停止性ないしごく緩徐で，MCI レベル～軽度認知症に長期間とどまり，ADL は比較的保たれます。

病理学的には側頭葉内側に多数の嗜銀性顆粒（異常リン酸化タウ蛋白）が蓄積することが特徴で，SD-NFT と同様に AD の特徴である老人斑を欠きます。嗜銀顆粒の出現に左右差が認められ，それを反映して頭部 MRI，脳血流シンチ検査でも側頭葉内側（特にその前方）で萎縮と血流低下が左右差をもって認められます[5]。本症は，神経病理学的検討によると，高齢者変性型認知症では AD に次ぐ頻度であり[6]，決して稀な疾患ではないと考えられます。また AD やパーキンソン病などの他の変性疾患と併発することも多いことが知られています。臨床診断基準が提唱されています（表 5–16）。

表 5–17 は典型的な AD と高齢者タウオパチーの臨床徴候を比較したものです。後期高齢者が記憶障害で発症し，健忘型 MCI ないし軽度認知症で停止

表 5–16 嗜銀顆粒性認知症（AGD）の臨床診断基準

1. 高齢発症で進行が緩徐である
2. 記憶障害が前景に立つ（AD/DLB と異ならない）
3. 新皮質が保たれるため遂行機能は比較的よく残る
4. 軽度ではあるが，易怒性などの前頭側頭型認知症的性格変化を伴い，これが前景に出る症例もある
5. 画像上は，機能画像優位に左右差を伴う側頭葉内側面前方の萎縮・機能低下を認める
6. 髄液リン酸化タウでは AD のような高値は示さない

〔文献 5 より〕

表 5-17 アルツハイマー型認知症（AD）と高齢者タウオパチーの臨床徴候の比較

	AD	高齢者タウオパチー
好発年齢	各年代（高齢ほど頻度上昇）	後期高齢者（特に 80 歳以降発症）
経過	緩徐，しかし確実に進行性	きわめて緩徐～停止性
記憶障害	進行性に増悪し高度に至る	軽い（MCI～軽度認知症レベル）
その他の認知機能障害	もの盗られ妄想，被害妄想 構成障害：早期より障害 視空間認知：障害	判断，遂行機能，言語機能は保たれる 構成障害：なし 視空間認知：保たれる 【AGD】bvFTD 様症状を伴う
身体症状	初期には目立たない	初期には目立たない
検査 　MRI	海馬・海馬傍回の萎縮	【NFT】側頭葉内側（特に後方）の萎縮 【AGD】側頭葉内側（特に前方）の萎縮。左右差あり
アミロイド PET	異常	正常

NFT：神経原線維変化型老年期認知症，AGD：嗜銀顆粒性認知症，bvFTD：行動障害型前頭側頭型認知症
注）記載した内容は典型的な場合であり，あくまでも参考程度とお考えください。

性ないしごく緩徐な進行性の経過を呈する場合，高齢者タウオパチーが考慮されなければなりません。MCI や軽度認知症の後期高齢者では経過を慎重に評価することが重要です。

高齢者タウオパチーの治療は，第 6 章（☞109 ページ，112 ページ）でふれます。

文献

1) 齊藤祐子, 他：高齢者タウオパチーの診断のポイント. 老年精神医学雑誌. 2011；22 増刊号 1：36-44.
2) 山田正仁：神経原線維変化型老年期認知症. 日本臨牀. 2011；69 増刊号：446-50.
3) Yamada M, et al：Dementia of the Alzheimer type and related dementias in the aged：DAT subgroups and senile dementia of the neurofibrillary tangle type. Neuropathology. 1996；16：89-98.
4) 小阪憲司：神経原線維変化型認知症と MCI. 認知症に先手を打つ 軽度認知障害（MCI）. 朝田　隆, 編. 中外医学社, 2007, p.270-5
5) 足立　正, 他：嗜銀顆粒性認知症の診断. Dementia Japan. 2014；28：182-8.
6) 村山繁雄, 他：嗜銀顆粒性認知症. 日本臨牀. 2011；69 増刊号：442-5.

6 特発性正常圧水頭症

A 概論

　特発性正常圧水頭症（idiopathic normal pressure hydrocephalus：iNPH）は，くも膜下出血や髄膜炎などの先行感染がなく，緩徐進行性に認知機能障害，歩行障害，排尿障害をきたす疾患です．病態は脳脊髄液吸収障害に起因すると推測されていますが，正確には不明です．高齢者に多くみられます．適切なシャント手術によって症状の改善が得られる可能性のある「治る認知症疾患」です．

B 症例

症例 15

シャント手術により認知症が改善した症例
（初診時 83 歳，男性）

現病歴　受診 1 年くらい前より，今言ったことを忘れる，買い物に行っても何も買わずに帰ってくるなどもの忘れが出現．その後，徐々に増悪してきた．3 カ月前より尿失禁が目立つようになる．

既往歴　高血圧，大腸がん

家族歴・生活歴　特記事項なし

初診時所見　観念運動失行＋，四肢・体幹の筋固縮（軽度），歩行：わずかに手ふり低下，尿失禁（＋＋）

初診時検査　MMSE：22/30 点，CDR：1
　頭部 MRI：両側側脳室の拡大，高位円蓋部のクモ膜下腔の狭小化を認める（図 5-19）．

経過　脳外科でシャント手術を受けた．退院後，もの忘れ外来受診．歩行改善し，尿失禁が消失した．認知機能も MMSE 28/30 点と改善した．奥様が「とってもよくなりました！」と喜ばれた．

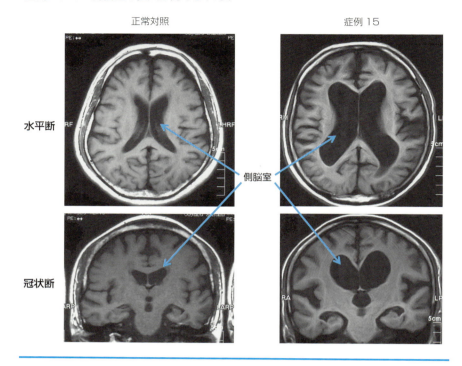

図 5-19 症例 15：頭部 MRI T1 強調画像
症例 15 では側脳室の拡大が認められる。

> **まとめ** シャント手術により，認知症・歩行障害・尿失禁の明らかな改善が認められた症例です。

C 特発性正常圧水頭症の症状，検査，診断

1）症状

　3 大徴候は，認知症，歩行障害，排尿障害です。iNPH 患者でみられる認知機能障害は，アルツハイマー型認知症（AD）患者に比して，記憶障害と見当識障害は軽く，注意障害，精神運動速度の低下，遂行機能障害などの前頭葉機能の障害が目立ちます。これらの障害はシャント手術により改善が期待できます[1]。歩行障害の特徴は，歩幅の減少と歩隔の拡大です（図 4-2）（☞ 24 ページ）。排尿障害の特徴は尿意切迫，尿失禁が主体の過活動膀胱です。

図 5–20　iNPH の頭部 MRI 画像（T1 強調画像，冠状断）
①側脳室の拡大　②高位円蓋部クモ膜下腔狭小化　③シルビウス裂開大　④脳梁角の狭小化（90°未満となる）

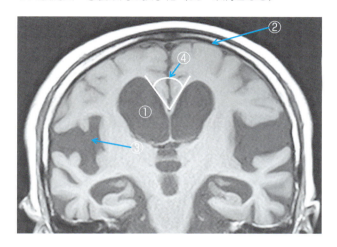

2）検査

　頭部 CT/MRI で側脳室の拡大，高位円蓋部のクモ膜下腔の狭小化，シルビウス裂の開大，脳梁角の狭小化が特徴です（図 5–20）。冠状断での観察が有用です。

3）iNPH 疑い患者の対応

　60 歳以上で上記 3 大徴候のうち 1 つ以上がみられ，頭部画像で側脳室の拡大が認められ，iNPH の疑いがある場合，早めにシャント手術の実績のある脳外科医へ紹介すべきでしょう。

文献

1) 日本正常圧水頭症学会特発性正常圧水頭症診療ガイドライン作成委員会, 編：特発性正常圧水頭症診療ガイドライン. 第 2 版. メディカルレビュー社, 2011. p22–3.

7 薬剤による認知機能障害

薬剤による認知機能障害としては，薬剤の長期服用による認知症（薬剤中止後も持続する）と，薬剤によるせん妄（意識障害を背景とするため厳密には認知機能障害ではなく，薬剤中止後に回復する可能性が高い）に伴う認知機能低下がありますが，臨床的には認知症とせん妄を鑑別することが難しい場合もあるので，ここでは両者を合わせて**薬剤性認知機能障害**とします。

高齢者は加齢に伴う生理機能の変化から薬剤性の認知機能障害が出やすい状態にあります。また高齢者はアルツハイマー型認知症（AD）などの変性性認知症疾患や脳血管障害にすでに罹患している場合も多く，認知機能の低下が原

表 5–18　認知機能障害をきたす薬剤

系統	薬物名（一般名）	危険性
抗コリン薬	アトロピン スコポラミン	高い 高い
ベンゾジアゼピン系薬剤	ニトラゼパム フルラゼパム ジアゼパム	高い 高い 中間
抗精神病薬	クロルプロマジン リスペリドン	中間 低い
抗パーキンソン病薬	トリヘキシフェニジル L–ドパ ブロモクリプチン セレギリン	高い 中間 中間 中間
三環系抗うつ薬	アミトリプチリン イミプラミン	高い 高い
抗てんかん薬	プリミドン フェニトイン	中間 中間
ヒスタミン H_2 受容体拮抗薬	シメチジン	低い
循環器系治療薬	ジゴキシン	中間
抗菌薬	ペニシリン キノロン	低い 低い

〔Moore AR, O'Keeffe ST : Drug-induced cognitive impairment in the elderly. Drug Aging. 1999 ; 15（1）: 15–28 より〕

＊篠原もえ子, 他：薬剤による認知機能障害, Brain and Nerve, 医学書院, 2012, p1406 より許諾を得て転載

疾患によるものか，薬剤性によるものかの判定が難しい場合があります。さらに，多剤併用のため原因薬剤の特定が難しいという場合も多くあります。

薬剤性認知機能障害の原因となる薬剤には，抗不安薬・睡眠薬，抗コリン薬（抗コリン作用のある薬剤），抗うつ薬，抗精神病薬など多くの薬剤があります。表 5–18 は認知機能障害をきたす主な薬剤です[1]。

高齢者に薬剤性認知機能障害を起こさないために，薬剤選択にあたってははじめから副作用の少ない薬剤を選択し，予防を心掛け，服薬中は副作用の出現に絶えず気をつけておく必要があります。薬剤性認知機能障害が疑われる場合は，当該薬剤の減量ないし中止を検討します。

文献

1) 篠原もえ子, 他：薬剤による認知機能障害. Brain and Nerve. 2012；64：405–10.

8 脳外傷による高次脳機能障害

A 外傷による脳損傷の分類

　外傷による脳損傷は，局所性脳損傷とびまん性脳損傷に分けられます[1]（表5-19）。局所性脳損傷は，外力により直接的にその部位や対側に損傷をきたし，脳画像で描出されます。びまん性脳損傷は，脳にびまん性で広範な損傷をきたすもので，損傷部位そのものを画像上とらえることはできません（顕微鏡レベルでは損傷を見出すことができます）。

　局所性脳損傷もびまん性脳損傷も種々の程度の認知機能障害を引き起こします。変性疾患や血管障害による認知症の発症が高齢者に多いのに対して，脳外傷による認知機能障害は全年齢層でみられ，ことに若年者では認知機能障害の発生原因として代表的なものになります。

　重症脳外傷の原因は，かつては交通事故が最多でありましたが，近年では転倒・転落が交通事故を上回っています。ことに高齢者の転倒・転落による受傷割合が増加傾向にあります[2]。ここでは，脳外傷による認知機能障害をもたらす主要な病態である慢性硬膜下血腫とびまん性軸索損傷（diffuse axonal injury：DAI）について述べます。

表 5-19　外傷性脳損傷の分類

局所性脳損傷	びまん性脳損傷
1）硬膜外血腫 2）硬膜下血腫 3）脳挫傷 4）頭蓋内血腫	1）軽度脳震盪 　一時的な神経学的機能障害を認めることはあるが，意識消失は認めないもの 2）古典的脳震盪 　一時的な神経学的機能障害を認めることがあるもので，6時間以内の意識消失を認めるもの 3）持続性昏睡（びまん性軸索損傷） 　●軽度びまん性軸索損傷 　　6〜24時間の昏睡と長期ないしは永続的な神経学的ないしは認知機能障害を認めるもの 　●中等度びまん性軸索損傷 　　24時間以上の昏睡を認めるが，脳幹機能障害を認めないもの 　●重度びまん性軸索損傷 　　24時間以上の昏睡および脳幹機能障害を認めるもの

〔文献1より改変〕

B 慢性硬膜下血腫

　頭部外傷が前駆した後，硬膜下に血腫が数週間かけて徐々に貯留し，やや急速に（週の単位で）認知機能障害が進行性に増悪していきます。同時に頭痛，片麻痺などを伴う場合もあります。高齢者に多くみられます。頭部 CT/MRI で硬膜下腔に三日月状の血腫を認めます（図 5–21）。脳外科で血腫除去術を受けると，早期の場合，症状は改善することが期待できる「治る認知症疾患」です。

　数週間前に頭部外傷が先行しているのですが，その場の目撃者がいなかったり，本人も忘れていたりして受傷のエピソードが確認できない場合もあります。高齢者で週単位で比較的急速に進行する認知症の場合，本症を疑い，早急に頭部画像検査を行わなければなりません。

　慢性硬膜下血腫を認めた場合は，早めに脳外科医へ紹介すべきです。

図 5–21　慢性硬膜下血腫の CT 画像
硬膜下血腫の存在（矢印）

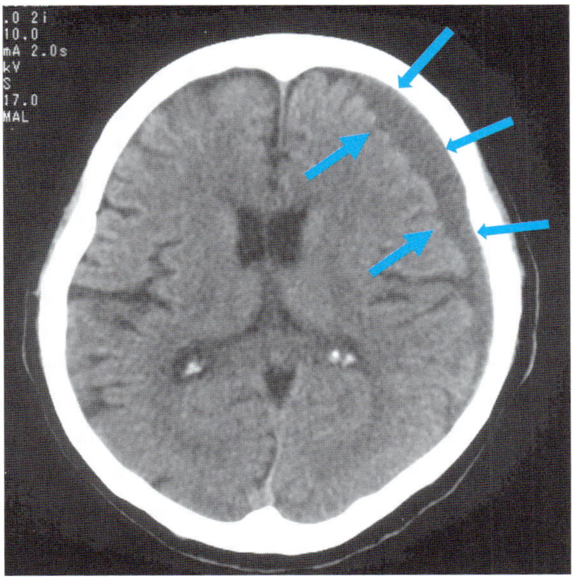

第 5 章　かかりつけ医がどの病型か診断する

C びまん性軸索損傷

　びまん性軸索損傷は交通事故で多発します。その発症機序は，外力により脳組織に衝撃が与えられた際に回転加速度が生じ，このため大脳白質の神経線維（軸索）や血管に断裂が生じることによります。臨床像としては，頭部外傷直後から意識障害を伴うことが特徴です。意識回復後，後遺症として情動障害・人格変化を伴う種々の程度の認知機能障害が残ります。神経徴候（小脳失調と痙性片麻痺が多い）を伴うこともあります[3]。認知機能障害としては記憶障害，行動障害，注意障害が多くみられます[1]。

　臨床症状の経過は，歳月とともに改善傾向を示し，この点，変性疾患による認知症の経過と大きく異なります。びまん性軸索損傷の典型的な経過を図 5–22 に示します。認知機能障害が後遺症として残る場合もあります。びまん性軸索損傷の脳画像は，受傷直後（当日）は大きな局在性脳損傷所見は認めません。急性期に脳内点状出血（組織断裂による出血），脳室出血，中脳周囲のクモ膜下出血を伴うことがあります。その後，脳室拡大が早ければ 1～3 週間で始まり，約 3 カ月で完成します。この時期には脳表の萎縮も認めます。脳室拡大と脳萎縮はびまん性軸索損傷の慢性期の特徴的な画像所見で[3]，脳室拡大は変性に陥った軸索が清掃・除去され白質の体積が減少したことを，脳萎縮は神経細胞も逆行性に変性消失し皮質が萎縮したことを反映したものとされています。びまん性軸索損傷の最重度の状態は，外傷直後の意識障害が遷延する植物状態であり，最軽度の状態が脳震盪です。

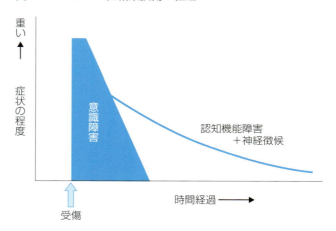

図 5–22　びまん性軸索損傷の経過

なお，交通外傷による局所性の脳損傷が明らかな場合でも同時にびまん性軸索損傷を伴っている場合がほとんどであり，画像上局所性脳損傷にのみ注目しがちですが，びまん性軸索損傷の併発の可能性も考えておかなければなりません[3]。

> **ボクサー脳症（慢性外傷性脳症）**
>
> 　ボクシング，アメリカンフットボール，アイスホッケーなどの選手に，現役引退後十数年を経て，進行性の認知機能障害，パーキンソン徴候，小脳失調，痙性片麻痺が出現したもの。脳画像所見では，脳室拡大と脳萎縮を認めます。病理所見は，大脳皮質の広範な領域の神経原線維変化形成が主病変です。頻回の頭部打撲（脳震盪）が原因で，軸索損傷が繰り返し起こった機序が想定されています[3]。

文献

1) 前島伸一郎，他：外傷性脳損傷．神経内科．2008；68 増刊号 5：147-54．
2) 内田信也：脳外傷による高次脳機能障害．高次脳機能障害学．第 2 版．藤田郁代，他編．医学書院，2015, p238-51．
3) 益澤秀明：交通事故で多発する"脳外傷による高次脳機能障害"とは．新興医学出版社，2006, p1-88．

9 診断が難しい場合

以下のような場合，診断が難しいことが多いので，専門医（認知症専門医，神経内科医，精神科医）へ紹介するほうがよいでしょう。

A 重複脳病理

一般住民を対象とした連続剖検例での神経病理学的検討によると，認知機能障害の臨床診断がついていた患者では半数以上で重複脳病理が認められ，その中でも「アルツハイマー型認知症（AD）＋脳梗塞」が多かったと報告されています[1]。80歳以上の超高齢者（認知症の有無にかかわらず）には複数の種類の病理が存在することが指摘されています[2]。またレビー小体型認知症（DLB）の剖検脳では，ほとんどの症例において様々な程度のAD病理を伴うとされています[3]。

このように認知症高齢者では重複脳病理を有する可能性が高いため症状・所見の解釈が難しい例もあると考えられます。そのような疑いがある症例については専門医へコンサルトしたほうがよいでしょう。

B 非定型な症状・所見

ADのような頻度の高い認知症でも，失語症から発症するタイプ（logopenic aphasia），後頭葉の萎縮が強く視覚認知障害が前景のタイプ（posterior cortical atrophy），早期から前頭葉症状を呈するタイプ（前頭型AD）など，非典型的な症候をきたす場合があります。また痙性対麻痺やパーキンソン徴候などADとして非定型的な症候を早期より伴う場合もあります（☞52ページ）。

一方，認知機能障害をきたす疾患は数多くあり（表2-1）（☞7ページ），中には稀な疾患もあります。AD，DLBなど頻度の高い認知症疾患とは異なる非典型的な認知症症状を呈する症例は専門医へのコンサルトが望ましいでしょう。

C 経過が速い場合

ADではせん妄を合併しない限り，急速な進行経過はとりませんが，認知機能障害の経過が日や週の単位で速く進行する疾患や病態として，クロイツフェ

ルトーヤコブ病，脳炎，肝性脳症，慢性硬膜下血腫（☞ 97 ページ）などがあります。これらの疑いがある場合は早急に専門医に紹介すべきでしょう。

　薬剤により誘発されるせん妄〔第 4 章（☞ 38 ページ）参照〕も急性の経過をとります。早く気づき，薬剤を中止すれば回復します。せん妄を起こしやすい薬剤は表 4–4（☞ 39 ページ）に挙げています。

文献

1) Schneider, et al：Mixed brain pathologies account for most dementia cases in community-dwelling older persons. Neurology. 2007；69：2197–204.
2) Fotuhi M, et al：Changing perspectives regarding late-life dementia. Nat Rev Neurol. 2009；5：649–58.
3) 小阪憲司, 編：レビー小体型認知症の診断と治療. Harunosora, 2014, p181–2.

第6章

かかりつけ医が治療を開始する

認知症の原因疾患として頻度の高いアルツハイマー型認知症（AD）やレビー小体型認知症（DLB）など，変性疾患による認知症には根治療法がありません。治療の目標は，患者の認知機能障害と生活機能障害を評価し，薬物療法と非薬物療法を適切に組み合わせて，患者および介護者のQOLを良好に維持することになります。

1 各病型の薬物療法

A アルツハイマー型認知症の薬物療法

ADに対する根治療法はまだ存在しません。現在使用可能なADの薬物療法としては，認知機能障害に対する薬剤と，BPSDに対する薬剤とがあります。後者については，本章の3（☞112ページ）に記します。

ADの認知機能障害に対する治療薬は現在4種類あります（表6-1）。薬剤により適応病期が異なります（図6-1）。いずれも病態そのものを改善させる

表6-1 アルツハイマー型認知症（AD）治療薬の特徴

	ドネペジル	ガランタミン	リバスチグミン	メマンチン
商品名 （会社名）	アリセプト （エーザイ） ※後発品あり	レミニール （武田薬品工業/ヤンセンファーマ）	リバスタッチパッチ （小野薬品工業） イクセロンパッチ （ノバルティスファーマ）	メマリー （第一三共）
作用機序	AChE阻害	AChE阻害 ニコチン性Ach受容体へのAPL作用	AChE阻害 ブチリルコリンエステラーゼ阻害	NMDA受容体阻害
用量（mg/日）	3〜10	8〜24	4.5〜18	5〜20
用法（回/日）	1	2	1	1
半減期（時間）	70〜80	5〜7	（−）	50〜70
主な副作用	食欲不振，悪心，嘔吐，下痢，尿失禁，徐脈，易興奮性，錐体外路徴候	食欲不振，悪心，嘔吐，下痢	皮膚症状，悪心・嘔吐は他のChEIより少ない	めまい，傾眠，過鎮静，便秘
剤型	錠剤，口腔内崩壊錠，細粒，内用ゼリー	錠剤，口腔内崩壊錠，内用液	貼付剤	錠剤

図 6-1　アルツハイマー型認知症（AD）治療薬の適応病期

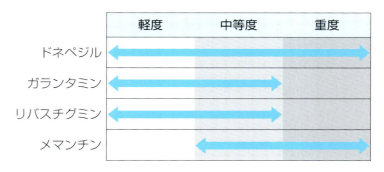

薬ではなく，効能・効果は「ADにおける認知症症状の進行抑制」です。すなわち，服薬しない場合より進行を遅らせることが期待できますが，服薬を続けていても認知機能障害は進行します（図1-2）（☞3ページ）。

服薬当初の半年から1年間くらいは，日常生活動作や行動障害の改善（何度も尋ねることが減った，置き忘れが減った，意欲が出て趣味をするようになった，服薬前よりも挨拶するようになった，など）が認められることがありますが，これらの効果はすべての患者にみられるわけではありません。それ以降，服薬を続けても認知機能は全般的に低下していきます。介護者にもこの点は理解していただき，患者・介護者のQOLが良好に保たれれば治療は成功しているということを伝えておくとよいでしょう。

1）コリンエステラーゼ阻害薬（ChEI）

脳内神経伝達物質の1つであるアセチルコリン（ACh）は脳全体を活性化させる働きをします。ADでは脳内でこのAChが減少していること，コリン作動性神経は記憶・学習に深く関与していることが知られており，ADの認知機能障害の一部は脳内AChの減少により起こるとされています（コリン仮説）。コリン仮説に基づきACh分解酵素であるコリンエステラーゼの阻害薬（ChEI）が認知機能障害を改善する治療薬として用いられるようになり，現在，ドネペジル，ガランタミン，リバスチグミンの3種類があります。ChEI同士の重複投与はできません。

ChEIに共通する副作用として多いものは，食欲不振，悪心，嘔吐，便意亢進，下痢の消化器症状です。その他，頻尿や尿失禁の泌尿器系，不整脈・徐脈・血圧の異常などの循環器系，気管支喘息などの副作用がみられます。心疾患（徐脈性不整脈）患者，胃潰瘍患者，喘息患者では慎重な投与が必要です。ア

セチルコリンは脳内の線条体にも存在するため，錐体外路徴候（パーキンソン症状）の出現・悪化がみられることも稀にあります．易怒性や不穏などの精神症状がみられることもあります．リバスチグミン貼付剤は消化器系の副作用が少ない一方，皮膚の発赤や搔痒感などの皮膚症状が主な副作用となります．

2）メマンチン

メマンチンはグルタミン酸 NMDA 受容体拮抗作用を有し，グルタミン酸の過剰な刺激を阻害して学習・記憶の改善と神経細胞保護をもたらします．中等度〜重度の AD に適応があります．興奮・攻撃性などの BPSD に対しても改善効果があるとされます．ChEI との併用が可能です．副作用としては，めまい，眠気，頭痛，便秘が多くみられます．眠気が強い場合は夕食後か眠前の服用にするとよいでしょう．腎排泄型の薬剤のため，腎機能が低下している場合は減量が必要です．

3）治療薬の選択

AD 病期別の治療薬剤の選択アルゴリズムがガイドラインで提示されています（図 6-2）[1]．

軽度 AD の場合，ChEI から開始しますが，どの ChEI から開始するかの決まりはありません．患者の状態像から，次のように開始薬剤を決めることが多いようです．

抑うつ・アパシーが目立つ場合はドネペジルの処方を検討します．不安・心気症が目立つ場合や妄想・興奮の BPSD が目立つ場合はガランタミンを検討します．血管性認知症の合併がある場合もガランタミンをまず検討します．内服薬の服用拒否がある場合や多剤内服中の場合，また嚥下障害のある場合はリバスチグミンを検討します．

投与している ChEI で副作用が出た場合，他の ChEI へ変更します．この場合，wash-out 期間を設ける必要はありません．ドネペジルでは長期（3 カ月以上）投与後に休薬すると認知機能の悪化がみられることがあり注意が必要です．

AD が中等度に進行した場合，メマンチンを選択ないし ChEI に追加することができます．

AD の治療薬剤 4 剤の効能は「認知症症状の進行抑制」であるため，服薬により明らかな改善が認められなくても，現状が維持できているなら効果があると考え，継続投与します．薬剤投与により初期（6 カ月〜1 年間）に認知機能，生活機能に改善がみられた場合でも，以降，機能は徐々に低下していきます

図 6–2　病期別の治療薬剤選択のアルゴリズム

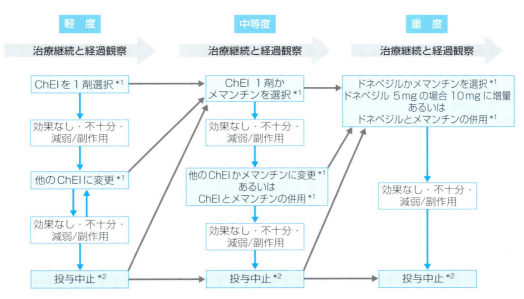

*1　薬剤の特徴と使用歴を考慮して選択
*2　急速に認知機能低下進行例があり，投与中止の判断は慎重に

*「認知症疾患診療ガイドライン」作成委員会，編：認知症疾患診療ガイドライン 2017．医学書院，2017，p227 より許諾を得て転載

（図 1–2）（☞ 3 ページ）。重度の AD では，ドネペジル 10 mg，あるいはメマンチン，両者の併用を考慮しますが，いずれの薬剤も効果がなかったり，副作用で継続できなくなった場合には投与中止を考慮します。ただし薬剤の中断により認知機能低下が急速に進行することがあり，投与中止の判断は慎重に行います[1]。

B　レビー小体型認知症の薬物療法

　DLB に対する根治療法はまだ存在しません。DLB では多彩な症状を呈すため，患者のどの症状を標的とするかを見定めて，治療方針を立てる必要があります。DLB は薬物療法で有害事象が現れやすいため，非薬物療法（☞ 109 ページ）が特に重要とされています[2]。
　DLB の認知機能障害に対する薬物療法としては，コリンエステラーゼ阻害薬（ChEI）やメマンチンの有用性が報告されていますが，わが国で保険適用に

なっているのは,「DLB の認知症状の進行抑制」効果についてのアリセプト®のみです。薬剤の効果はしばしばアルツハイマー型認知症の患者への投与効果より大きいことがあります。DLB の BPSD に対しても,ChEI は効果がみられることがあります。BPSD に対してはその他,抑肝散や非定型抗精神病薬（クエチアピン,アリピプラゾール）が比較的安全に使用できます。レム睡眠期行動異常症にはクロナゼパムが効果があると報告されています。DLB の自律神経症状に対しては対症的治療薬を用います。治療が必要なパーキンソン症状があれば L-ドパ使用が推奨されます[2]。

DLB 患者はすべての中枢神経作用薬に対して過敏性がありうるので,治療薬は常用量より少量から開始し,経過を慎重に評価していく必要があります。DLB 患者が亜急性に認知機能障害や幻覚などの精神症状の悪化をきたした場合,薬剤が新規開始になったり,増量になったりしていないかを確認しなければなりません（DLB はそもそも症状の変動がみられる疾患であるので,そちらとの鑑別が難しい場合もありますが）。薬剤による副作用と判定された場合,当該薬剤は減量・中止しなければなりません。また,DLB 患者に対して認知機能を改善させようとして投与した ChEI が副作用としてパーキンソン徴候を悪化させることがありますし,一方,パーキンソン徴候を改善させようとして投与した L-ドパが幻覚を悪化させることもあります。DLB における薬剤投与は細やかな観察と配慮が必要です。

錐体外路徴候に対する L-ドパ処方の適否や処方量について自信がない場合は神経内科医にコンサルトをするとよいでしょう。また,うつ症状が重篤で希死念慮がある場合は精神科医に紹介すべきでしょう。

C 血管性認知症の薬物療法

血管性認知症（VaD）の患者では,高血圧,糖尿病,脂質異常症,心臓病などの脳血管障害の危険因子を有している場合がほとんどなので,その治療・管理を徹底します。

使用する降圧剤としてはレニン-アンジオテンシン系の阻害薬（ACE 阻害薬,アンジオテンシン II 受容体拮抗薬）が望ましいとされます。後期高齢者では過剰な降圧は避けます。すでに脳梗塞を起こしている患者では再発予防の治療を行います。抗血小板薬としては,アスピリンは出血のリスクが高いため用いず,シロスタゾールまたはクロピドグレルの使用が望ましいとされます。微小出血が脳内に多発している場合には,抗血小板薬の使用は控えます。

VaDに対して，コリンエステラーゼ阻害薬（ドネペジル，リバスチグミン，ガランタミン）やメマンチンは一定の効果を示す可能性はあるが，併存するADに対する効果を介している可能性は否定できない[3]，とされています。

VaDの自発性・意欲の低下に対する治療薬としてアマンタジンとニセルゴリンがあり，「脳梗塞後遺症に伴う意欲・自発性低下の改善」への使用が保険上認められています。チアプリドには保険上「脳梗塞後遺症に伴う攻撃的行為，精神興奮，徘徊，せん妄の改善」の適応があります。

D 前頭側頭葉変性症の薬物療法

FTLDの認知機能障害を改善する薬はありません。コリンエステラーゼ阻害薬投与で症状が悪化することもあり注意が必要です。脱抑制，常同行動などの行動障害の改善目的でフルボキサミンなどのSSRIの有効性が報告されていますが，すべての症例で有効というわけではありません。

E 高齢者タウオパチーの治療

後期高齢者が，記憶障害で発症し健忘型MCIないし軽度認知症で停止性ないしごく緩徐な進行性で経過する場合，高齢者タウオパチー（神経原線維変化型老年期認知症，嗜銀顆粒性認知症）が考慮されなければなりません。高齢者タウオパチーでは抗認知症薬の効果は確認されていません。安易にドネペジルなどの抗認知症薬を開始すべきではありません。半年～1年くらいのスパンで認知機能・生活機能の経過をみるという対応もあってよいと考えられます。

2 認知症の非薬物療法

根治的治療のない疾患の多い認知症診療において非薬物療法は重要です。認知症者の生活機能障害の程度を評価し，介護保険の申請を勧め，利用を促します。介護認定が下りた後，ケアマネジャーがケアプランを作成します。そのためにケアマネジャーが患者の受診に同席する場合もあるので，その際は十分情報共有を行います。

「認知症の人の意思が尊重され，できる限り住み慣れた地域のよい環境で自分らしく暮らし続けることができるように」と認知症施策推進総合戦略（新オ

レンジプラン）でうたわれているように，当事者（認知症者）の視点が重視されなければなりません．同時に，疾患の理解，障害の知識と対処法を介護者へ教育することも重要です．表6-2に認知症高齢者に対して非薬物療法を行う際のメンタルケアの原則を挙げます．

認知症の非薬物療法の実際には，リハビリテーション，環境整備，社会的交流の促進の3つの柱があります．認知症に対するリハビリテーション（以下，認知症リハ）は介護サービス部門で行われ，大きく2つに分類されます．すなわち，初期から中期のADのようにADLが自立している認知症者に対して行う神経心理療法（回想法，音楽療法，認知療法など）と，ADL障害のある認知症者に対してADL改善のために行う理学療法・作業療法・言語療法です（表6-3）．現実見当識訓練，回想法，音楽療法の客観的効果のエビデンスははっきりしていません．

通所リハビリテーション（以下，デイケア）は心身機能の回復・維持を目的とし，高齢者の食事や入浴などの介護を目的とする通所介護（以下，デイサー

表6-2　認知症高齢者に対するメンタルケアの原則

1. 認知症高齢者の態度や言動を受容し理解すること
2. なじみの良い人間関係をつくること
3. 認知症高齢者の心のペース（思い，感情）に合わせること
4. 理屈による説得より，気持ちが通じる共感的な納得を図る
5. 良い刺激を絶えず与えること
6. 隠された能力を発揮させること
7. 孤独にしない，安易に寝たきりにしないこと
8. 急激な環境変化を避けること

〔文献4より一部改変〕

表6-3　認知症リハビリテーション

1. 神経心理療法
    (1) 現実見当識訓練
    (2) 回想療法
    (3) 音楽療法
    (4) 短期集中リハビリテーション
    (5) 通所リハビリテーション
    (6) 入院デイケア
    (7) その他
        絵画，園芸，ペット，レクリエーション，アロマテラピー，囲碁，将棋
2. 理学療法，作業療法，言語療法，摂食嚥下療法

〔文献5より〕

表 6–4 デイサービスとデイケアの違い

	通所介護（デイサービス）	通所リハビリテーション（デイケア）	重度認知症デイケア
施設	特別養護老人ホーム，デイサービスセンターなど	介護老人保健施設	病院・診療所
目的	自立生活の支援 心身機能の維持・向上 家族の休息	心身の機能維持・回復	
内容	入浴・食事・排泄といった日常生活の介助，レクリエーションなどのサービス	医師やリハビリスタッフの指導のもとリハビリテーションが行われ，介護や食事・送迎などのサービスが付帯する	
人員配置	管理者，生活相談員，看護職員，介護職員，機能訓練指導員	医師，専従する理学療法士，作業療法士，または経験を有する看護師	
保険	介護保険	介護保険	医療保険
費用	介護保険 1 割または 2 割（所得による）負担	介護保険 1 割または 2 割（所得による）負担	医療費 3 割負担

＊中島健二，他編：認知症ハンドブック. 医学書院，2013，p273 より許諾を得て一部改変し転載

ビス）と同様に，介護保険で提供されるサービスです。デイケアには医療保険適用の重度認知症デイケアもあります（表 6–4）[6]。デイケア，デイサービス，ヘルパー，ショートステイの利用などの介護資源の活用は家族介護者のレスパイトケアにもなるため，患者本人のみならず介護者のためにも有用です。介護老人保健施設で軽度の認知症者に対して「認知症短期集中リハビリテーション」（1 回 20 分以上，週 3 回，入所 3 カ月間，記憶や ADL の訓練を行う）を行うことができるようになり，一部の施設で実施されています。認知症関連のサポートグループ[注1]や地域での活動・資源（認知症カフェなど）を家族へ紹介することは，介護者のサポートのためにも有用です。

認知症の非薬物療法の病型別対応として，DLB では非薬物療法，ことに適切なケアと環境整備が重要で，薬物療法に優先して行われなければなりません[7]。DLB に特徴的な幻視に対しては，本人の訴えを否定せず受け止める，電気をつける・照明を明るくする，触ると消えることを説明する，幻視を誘発している物（飾りや壁のシミなど）を取り除く，などして対応します。人物誤認妄想（目の前の妻に対して「あなたは私の妻ではない」と言う，など）に対しては，場面をリセットすること（いったんその場を離れ，しばらくしてから現れる）で対応します。DLB では介護者の困惑・介護疲労がことに強いので，介護者

注1：公益社団法人「認知症の人と家族の会」：認知症の高齢者を抱える家族など関係者によって結成された全国的な民間団体．ホームページ http://www.alzheimer.or.jp/

へ「DLB サポートネットワーク」(DLB 家族を支える会の後継組織)[注2] を紹介するのもよいでしょう。

血管性認知症 (VaD) では高頻度に自発性や意欲の低下がみられるため，精神活動や身体活動を高めるデイサービスやデイケアの利用が重要です。

前頭側頭葉変性症 (FTLD) は，初期には AD や DLB にみられるような記憶障害は目立たず，行動障害や精神症状が主体となります。したがって治療はこれら症状のコントロールを目的とする非薬物療法が主体となります。FTLD でよくみられる症候 (常同行動，被影響性の亢進など) をふまえ，日課の調整や行動療法が推奨されます。常同行動や反社会的行動が頻繁な場合は，生活パターンをリセットすることを目的に短期間入院してもらうことが有効な場合もあります。FTLD では介護者の介護負担が大きいため，介護者に対する疾患教育・指導も必要です。

高齢者タウオパチーが疑われる場合，認知機能の低下を予防するための非薬物的アプローチ (生活習慣病や食生活の改善の指導，運動や知的活動などの奨励) が全員に導入されるべきです。

3 BPSDへの対応と治療

認知症疾患では経過中様々な BPSD が出現し，認知機能障害よりもむしろ BPSD のほうが患者の日常生活を損ない，介護者の負担を増大させるため，認知症者の治療では BPSD への対応が重要です。BPSD の発症は身体面の不調，心理面の変化，生活上の変化が単独で，あるいは相互に作用し起こるとされています〔第 2 章 (☞ 13 ページ) 参照〕。介護者にその出現の可能性と発症のメカニズムや具体的な症状などを折にふれて伝えておくとよいでしょう。介護者は BPSD の知識があれば，いざ患者に BPSD が発症したときでも余裕ある態度で臨むことができ，患者への良い対応を行うことができます。

BPSD の治療には非薬物療法と薬物療法がありますが，非薬物療法が第一選択となります。まず身体疾患・症状 (尿路感染症や便秘など) がないか確認し，あれば治療・処置します。環境調整 (電気を明るくする，デイサービスを開始する，など) で効果がありそうなら対応します。現在服用中の薬剤の影響はないかの確認も必要です。

注2：「レビー小体型認知症サポートネットワーク」(DLBSN)
　　　ホームページ http://dlbsn.org/

非薬物療法の効果が不十分な場合やBPSDが激しい場合は薬物療法を行います。BPSDの薬物療法では安全への配慮が重要です。高齢者の身体機能（薬物代謝機能や排泄機能）の低下や合併症，また服用中の薬物との相互作用などに注意しながら，薬剤を少量から始めるのが原則となります。薬物療法では，BPSDを完全に消失させるのを目標とするのではなく，たとえ症状が残存していても患者や介護者の生活に大きく問題がなければ，一歩手前でとどめておくほうがよいでしょう。BPSDに対する薬物は，必要最小限の使用量を用い，副作用が出現した場合は速やかに減量ないし中止します。

　BPSDに使用する薬物は，抗認知症薬を使用していない場合は，まず抗認知症薬から開始します。コリンエステラーゼ阻害薬（ChEI）は，抑うつ状態やアパシーに治療効果が発揮されます。一方，ChEIは副作用として易怒性や攻撃性などBPSDと同様な行動症状が出現することがあるので注意が必要です。抑うつ状態に対してChEIの効果が不十分な場合，SSRIやSNRIなどの抗うつ薬が用いられます。難治性のうつ状態がある場合は精神科医へコンサルトしたほうがよいでしょう。

　興奮，易怒性，攻撃性の治療薬として，漢方薬（抑肝散など）や一部の抗てんかん薬（バルプロ酸ナトリウム，カルバマゼピン）が用いられます。抑肝散の効果出現には1〜2週間が必要です。抑肝散の主な副作用は消化器症状と低カリウム血症，浮腫です。バルプロ酸ナトリウムとカルバマゼピンは気分安定作用があるため用いられます。定期的に血中濃度を確認しておくことが必要です。

　興奮，易怒性が激しい場合，非定型抗精神病薬であるリスペリドン，オランザピン，クエチアピン，アリピプラゾールが用いられます（いずれも認知症の病名では保険適用外です）。いずれの薬物も過鎮静や錐体外路徴候の悪化をきたしますが，クエチアピン，アリピプラゾールは錐体外路徴候の発現頻度が少ないため，DLBに対しても用いられます。非定型抗精神病薬の副作用として耐糖能異常があり，オランザピン，クエチアピンは糖尿病には禁忌となっています。内服が困難な場合や緊急な対応が必要な場合には定型抗精神病薬のハロペリドールの筋肉注射・静脈内投与が行われますが，それ以外の場合にはハロペリドールは現在は使われません。

　当初ADと診断していても後にDLBと判定される症例もあります（症例7）。DLBでは抗精神病薬に対する過敏性が亢進しているため，ADやDLBの患者に抗精神病薬の投与を行う場合は慎重に経過を評価しなければなりません。

　ADのもの盗られ妄想や被害妄想にはリスペリドンが有効とされます。DLB

表 6-5 認知症疾患の BPSD 治療薬

分類	一般名	主な製品名（製品情報問い合わせ先）	よく使われる剤形	ガイドラインにおける適応と推奨グレード*							
				不安症状	焦燥性興奮	幻覚・妄想	うつ症状	暴力・不穏	徘徊	性行動異常	睡眠障害	その他
非定型抗精神病薬	リスペリドン	リスパダール（ヤンセンファーマ）	錠 OD錠	○ B	○ B	○ B		○ C1	△	△	△	
	クエチアピンフマル酸塩	セロクエル（アステラス製薬）	錠	○ C1	○ B	○ C1		○ C1		△		
	オランザピン	ジプレキサ/ジプレキサザイディス（日本イーライリリー）	錠 口腔内崩壊錠	○ B	○ B	○ B		○ C1		△		
	アリピプラゾール	エビリファイ（大塚製薬）	錠 内用液		○ B	○ B		○ C1		△		
抗精神病薬	ハロペリドール	セレネース（大日本住友製薬）	錠			○ C1						
抗てんかん薬	カルバマゼピン	テグレトール（ノバルティスファーマ）	錠		○ C1			△				
	バルプロ酸ナトリウム	デパケン/デパケンR（協和発酵キリン）	錠 徐放錠		○ C1			△				
	クロナゼパム	リボトリール（中外製薬）	錠								△（レム期睡眠行動異常症）	
漢方薬	抑肝散	抑肝散（ツムラ）	顆粒		△	△					△	
SSRI	パロキセチン塩酸塩水和物	パキシル（グラクソ・スミスクライン）	錠	△			○ C1			△		FTDの行動障害 C1
	塩酸セルトラリン	ジェイゾロフト（ファイザー）	錠	△			○ C1			△		FTDの行動障害 C1
	フルボキサミンマレイン酸塩	デプロメール（Meiji Seika ファルマ）	錠	△			○ C1			△		FTDの行動障害 C1
SNRI	ミルナシプラン塩酸塩	トレドミン（旭化成ファーマ/ヤンセンファーマ）	錠				○ C1					

*「認知症疾患治療ガイドライン 2010」における推奨グレード
　グレード A：強い科学的根拠があり，行うよう強く勧められる　グレード B：科学的根拠があり，行うよう勧められる
　グレード C1：科学的根拠がないが，行うよう勧められる　グレード C2：科学的根拠がなく，行うよう勧められない
　グレード D：無効性あるいは害を示す科学的根拠があり，行わないよう勧められる
　△…有効とする報告もあるが，十分なエビデンスはない

〔文献 8 より一部改変〕

の幻視や妄想に対してはドネペジルや抑肝散が有効とされます。

　BPSDに対する抗精神病薬の使用は保険適用外となっており，この点は患者や介護者に説明しておく必要があります。認知症者に非定型抗精神病薬を用いると死亡率が増加したという報告もあり，使用は短期間とし，減量や中止を常に考慮しておくべきです。

　表6–5に，認知症疾患にみられるBPSDに対する治療薬とされ，使用が推奨されているものを挙げます。厚生労働省のホームページには「かかりつけ医のためのBPSDに対応する向精神薬使用ガイドライン（第2版）」がありますので，こちらもご参照ください。

文献

1) 「認知症疾患診療ガイドライン」作成委員会, 編：認知症疾患診療ガイドライン2017. 医学書院, 2017, p227.
2) 「認知症疾患診療ガイドライン」作成委員会, 編：認知症疾患診療ガイドライン2017. 医学書院, 2017, p249.
3) 「認知症疾患診療ガイドライン」作成委員会, 編：認知症疾患診療ガイドライン2017. 医学書院, 2017, p325.
4) 服部英幸：BPSD治療　非薬物療法の立場から. 認知症の最新医療. 2013；3：74–8.
5) 旭　俊臣：認知症リハビリテーション. 日本臨牀. 2011；69（増刊号10）：122–5.
6) 田所正典, 他：認知症ハンドブック. 中島健二, 他編. 医学書院, 2013, p272–7.
7) 「認知症疾患診療ガイドライン」作成委員会, 編：認知症疾患診療ガイドライン2017. 医学書院, 2017, p254.
8) 河村　満, 稗田宗太郎：認知症疾患治療に用いられる主な薬剤. 河村　満, 編. 認知症　神経心理学的アプローチ. 中山書店, 2012, p418.

第 7 章

かかりつけ医がフォローする

ほとんどの認知症疾患は従来型の「治す医療」の対象疾患ではありません。「支える医療」としての対応が求められます。

　認知症を起こす頻度の高いアルツハイマー型認知症（AD）やレビー小体型認知症（DLB）は進行性の経過をたどり，発症から最期まで5～15年くらいかかります。かかりつけ医と認知症者やその家族とは長い付き合いになります。この間，患者や家族のQOLをできるだけ良好な状態に保つよう多職種の人々が連携し協働します。それらの中心となるのはかかりつけ医です。

　厚生労働省が「認知症の人が住み慣れた地域で暮らし続けることができるための」認知症施策として発表した「認知症施策推進5か年計画（オレンジプラン）」（2013年度）では，かかりつけ医が初期から最期まで認知症本人のそばに寄り添い，その時々で必要な対応を日常診療の中で行うことが，望ましい姿として示されています（図7-1）。

　認知症の患者や介護者（家族の場合が多いでしょう）をどう支えていくのか，関係するポイントについて触れていきます。

図7-1 今後の認知症ケアの流れ
〔厚生労働省「認知症施策推進5か年計画（オレンジプラン）」より〕

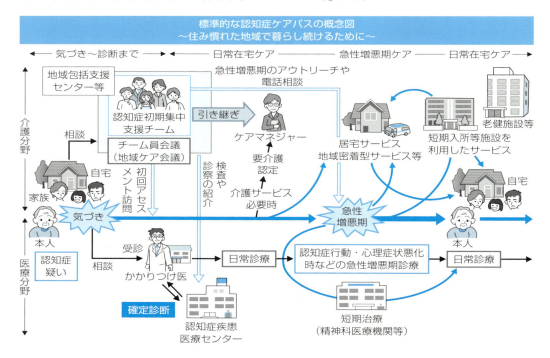

1 認知症者への対応・接し方

認知症者本人からのメッセージを2つ。

1. 「患者にとってお医者さんの言葉はとても重いものです。ですから，『病名は何々です。予後は統計的にはこうです』と言われるだけでは，"早期診断・早期絶望"になってしまいます。『何か問題があったら一緒に考えましょうね』『二人三脚で病気と向き合いましょう』といった認知症の本人を安心させるような言葉を言っていただけるとありがたい。たとえ問題が解決されなくてもいいのです。私たち認知症の本人が望んでいるのは，私たちのそばにいつもいてくださるという姿勢なのですから」[1]

2. 「私たちの記憶に残るのは何を言ったかではなく，言い方です。感情はわかります」「私たちは患者ではなく人です。私たちが病と向き合う力を奪わないで，励まし元気づけてください」（クリスティーン・ブライデン[注1]）

ADなど変性性の認知症疾患では，病初期から認知機能が荒廃し，理解力や判断力が失われるわけではありません。かかりつけ医として長く認知症者や家族と付き合っていくのであれば，できるだけ早期に，わかりやすく病名告知し，治療やケア，今後の病状の推移について説明をするほうがよいでしょう。また折にふれ，認知症者がどのように感じ，考えているのかを確認することも必要でしょう。

「新オレンジプラン」(2015年) では「認知症の人の視点が重視されること」が強調されています。感情は比較的後期まで保たれます。どの病期であっても，1人の人間としての人格を尊重する接し方が求められます。認知症者への基本的な対応のポイントとして，繁田[2]は「本人ができることは時間がかかってもさせたほうがよく，一方，本人ができないことは無理にさせたりせずに助けてあげたほうがよい」とし，認知症介護の要点は「本人のできることとできないことの見極め」であると述べています。

注1：クリスティーン・ブライデン：オーストラリアの元政府官僚。46歳で認知症と診断され退職。以降，認知症の人としての自らの体験を講演などで語る。

2 介護者へのサポート

「新オレンジプラン」では「認知症の当事者と同時にその家族の視点も重視されること」がうたわれています。家族介護者は，認知症のために認知症者本人との様々な関係性が失われていくことに喪失感を抱きます。また介護に負担感を感じ，いつまでこの辛さが続くのだろうかと不安と心配を抱きます。このような悩みや辛さを感じている家族介護者のサポートも重要です。折にふれて家族介護者と面談し，困っていることや心配していることを聞いてあげるとよいでしょう。疾患についての解説，対応の仕方，今後の見通しの情報を伝えることが家族介護者への心理的援助になります。必要な場合は専門医への紹介や短期入院・入所の斡旋も可能なことを伝えるだけで家族は安心するでしょう。

表 7–1 は認知症者に対する介護者の姿勢の一般原則を挙げたものです[3]。家族介護者への助言として参考になるでしょう。認知症関連のサポートグループや地域での活動・資源を紹介することも家族へのサポートにつながることについては第 6 章（☞ 111 ページ）でふれました。

表 7–1　認知症者に対する介護者の姿勢の一般原則

1. 患者の能力の低下を理解し，過度に期待しない
2. 急速な進行と新たな症状の出現に注意する
3. 簡潔な指示や要求を心掛ける
4. 患者が混乱したり怒り出したりする場合は要求を変更する
5. 失敗につながるような難しい作業を避ける
6. 障害に向かうことを強いない
7. 穏やかで，安定した，支持的な態度を心掛ける
8. 不必要な変化を避ける
9. できる限り詳しく説明し，患者の見当識がたもたれるようなヒントを与える

＊「認知症疾患診療ガイドライン」作成委員会，編：認知症疾患診療ガイドライン 2017. 医学書院, 2017, p233 より許諾を得て転載

3 連携

認知症者の診療とケアでは長いスパン（5～15年）での対応が必要なこと，また関係する分野が医療・介護・生活支援（福祉，行政，住居・環境，法律関係，地域住民など）と広範多岐にわたることから，特定の医療機関や医師のみ

表7-2　認知症ステージ別の福祉・医療の各組織の役割

	担当		正常	初期	中期	末期
福祉	地域包括支援センター		●総合相談 ●介護予防教室	●初期集中支援 ●介護予防ケアプラン ●権利擁護相談 ●本人，家族相談	●ケアマネジャー指導 ●虐待防止，権利擁護相談 ●見守りネットワーク主導 ●地域ケア会議主導	●ケアマネジャー指導 ●虐待防止
	認知症地域支援推進員			●医療機関や介護サービスおよび地域の支援機関をつなぐコーディネート	●コーディネート	●コーディネート
	介護支援専門員（ケアマネジャー）				●ケアプラン作成 ●かかりつけ医への情報提供	●ケアプラン作成
	介護サービス事業者				●通所，入所，訪問など	●通所，入所，訪問など
医療	認知症疾患医療センター	身近型		●診断，治療 ●初期集中支援 ●かかりつけ医へのアドバイス ●一般病院・介護保険施設の訪問と指導	●診断，治療	
		基幹型・地域型		●診断，治療	●診断，治療	
	かかりつけ医		●身体疾患治療	●本人，家族相談 ●認知症治療	●認知症治療 ●家族相談	●認知症治療 ●家族相談
	認知症専門医・精神科医			●診断 ●認知症治療	●BPSDおよび身体治療	●BPSD治療 ●身体治療
	一般病院・救急病院				●身体治療	●身体治療

＊中島健二，他編：認知症ハンドブック．医学書院，2013，p410 より許諾を得て転載

での対応は不可能です。診療面での連携（専門医療機関との病診連携，身体科と精神科との病病連携）や多職種（医師，介護スタッフ，ソーシャルワーカー，行政関係者など）での連携が必須です。

表7-2は，認知症のステージ別に，福祉，医療の各組織の役割をまとめたものです[4]。認知症発症前ないし初期より，福祉では地域包括支援センターが，医療ではかかりつけ医が中心的な役割を果たすことがわかります。地域住民の疾病予防や治療に中心となり働くかかりつけ医にとって，地域包括支援センターとの連携はことに重要です。

地域包括支援センターは地域における介護相談の最初の窓口となるところで，おおむね中学校区（人口2〜3万人）に1カ所設置されています。社会福祉士，保健師，主任ケアマネジャーの専門職が3名以上配置され，主に地域に住む高齢者の総合相談，介護予防，サービスの連携・調整などの業務を行います。職員は地域の高齢者をこまめにフォローしています。認知症の疑いがあるがかかりつけ医自身での診察は継続できないような高齢者など，気になる住民がいれば，地域包括支援センターに連絡しておくとよいでしょう。

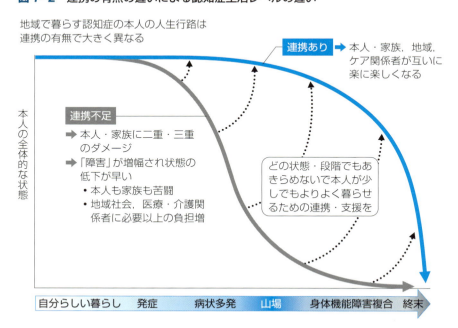

図7-2 連携の有無の違いによる認知症生活レベルの違い

〔文献5より〕

認知症介護研究・研修東京センターの永田久美子研究部長は，「地域で暮らす認知症の本人の生活の全体的な状態は，連携の有無で大きく異なり，どの病期でも必要な連携をとることが本人・家族のQOLの向上につながる」としています（図7–2）。

　認知症の病診連携としては，かかりつけ医が認知症疑い患者を認知症疾患医療センターへ紹介した場合，「認知症専門医療機関紹介加算」が算定できます。さらに認知症疾患医療センターとの連携のもと，かかりつけ医がその患者を加療した場合「認知症療養指導料」を算定することができます（6カ月間，月1回まで）（図7–3）。

　「新オレンジプラン」では，認知症者の初期支援を包括的・集中的に行う多職種協働チームとして「認知症初期集中支援チーム」を2018年度からすべての市町村に設置することがうたわれています。認知症初期集中支援チームは認知症疾患医療センターなどの専門医療機関やかかりつけ医と緊密に連携し，地域に暮らす認知症高齢者ができるだけ住み慣れた環境で，自分らしく暮らし続けることができるように，様々な初期支援を行うことになっています（図7–1）（☞118ページ）。

図7–3　認知症治療連携

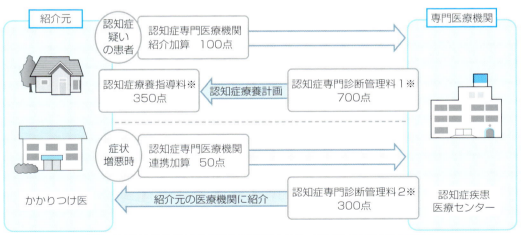

※についてはかかりつけ医と認知症疾患医療センターが連携した場合に算定できる

4 様々なサポート体制・制度

認知症になっても高齢者が住み慣れた地域で暮らし続けるために，必要に応じて様々な制度を上手に利用することを患者や家族に提示できれば，良いサポートとなります．地域によっては自治体が独自のサービスを持っていることもあるので，日頃から地域の情報を確認しておくとよいでしょう．

A 介護保険制度

認知症者にとって社会サービスの大きな柱が，介護保険制度に基づくサービスです．

図 7–4 は介護保険制度における，申請からサービスの利用・給付に至る流れを示したものです[6]．かかりつけ医は「主治医意見書」の記載で介護認定に関わることになります．介護保険制度の判定基準は，身体機能の障害にウェイトが置かれており，BPSD など介護者が困る認知症に関係した介護負担については十分評価されず，認知症者では要介護度が低く判定される傾向があります．したがって，かかりつけ医は主治医意見書の記載にあたっては，介護の必要度が伝わるような具体的な記述をすることが望まれます．

介護認定が下りた後，要介護者（または要支援者）からの相談に応じる形で介護支援専門員（ケアマネジャー）がケアプランを策定します．介護保険制度で利用できる主なサービスには，自宅で生活しながら利用可能なサービス（訪問介護，デイサービスなど），施設・居住系サービス（特別養護老人ホーム，ショートステイなど），通所・訪問・宿泊の複合的サービス（小規模多機能型居宅介護）があります．

B 成年後見制度

成年後見制度は，認知症などの精神上の障害で自己の財産を管理・処分する能力が不十分になった人を支援するための制度です．成年後見制度には，大きく分けて「法定後見制度」と「任意後見制度」があります．

法定後見制度では，判断能力の障害の程度に応じて，補助，保佐，後見の 3 類型があります（表 7–3）．3 類型の対象者はおおまかに，「補助」が日常生活で介護の必要性の少ない軽度認知症レベルの人，「保佐」が介護をある程度必

図 7–4　介護サービスの利用の手続き

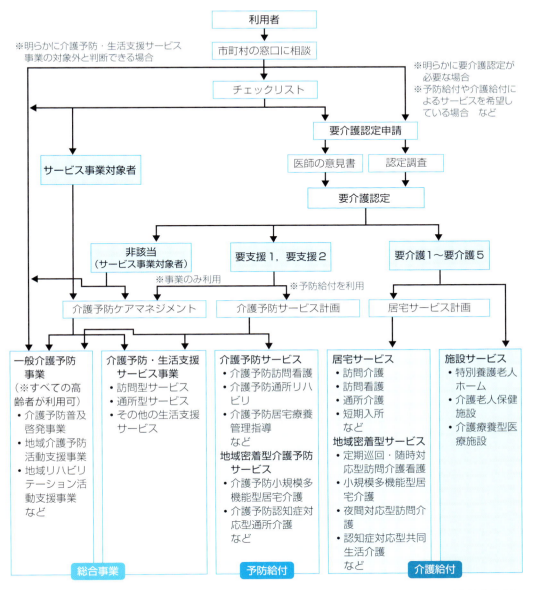

〔文献6より〕

要とする中等度認知症レベルの人，「後見」が介護を常時必要とする重度認知症レベルの人となります。法定後見制度の手続きの開始（申立て）は居住地の家庭裁判所で行います。申立てができるのは，本人，配偶者，4親等内の親族，検察官，市町村長（身寄りのない人の場合）です。申立てに必要な書類は，申

表 7-3 法定後見制度の3類型

	補助	保佐	後見
本人の判断能力	十分でない	著しく不十分	欠く状況
申立て時の本人の同意	必要	不要	
本人の判断能力の評価	医師の診断書のみ（鑑定は不要）	鑑定	

立て書類，戸籍謄本，住民票，医師の診断書です。ここでの診断書の作成者は，専門医である必要はなく，むしろ日頃から本人をよく知っているかかりつけ医のほうがふさわしいと考えられます。

「保佐」と「後見」の鑑定のためには，さらに裁判所が鑑定人を指定し，鑑定事項を定めて依頼します。このときの鑑定人は専門知識が必要とされ，通常，認知症の専門医が指定されます。その後，審判の手続きを経て，家庭裁判所の裁判官が成年後見人などを選任し，支援が開始されます。

任意後見制度は，本人に判断能力があるうちに将来に備え，後見人となってくれる人と契約しておく制度です。この場合も申立ての際，医師の診断書が必要で，かかりつけ医が書くことができます。

成年後見制度についての相談は各市町村の地域包括支援センターで受け付けます。申立ての手続きについては，全国の家庭裁判所で行います（裁判所ウェブサイト：http://www.courts.go.jp/）。

C 生命保険の「高度障害状態」認定による高度障害保険金支払い

生命保険に入っている人が病気やけがのため「高度障害状態」と認められると，死亡保険と同額の高度障害保険金が存命中に受け取れることがあります。「高度障害状態」とは，認知症などのため終身常時介護が必要な状態ですが，その状態に当たるか否かの認定は各保険会社の判断になり，まちまちのようです。

若年性認知症では家庭内で早期に経済的問題が発生するので，このような制度が利用できれば患者・家族の生活面で恩恵となります。相談は若年性認知症コールセンター（ウェブサイト：http://y-ninchisyotel.net）でできます。

D 日常生活自立支援事業

認知症高齢者などで判断能力が不十分な人に自立した生活が送れるように支

援するものです。社会福祉協議会が実施主体で，事業内容が理解できる人が対象となります。日常的金銭管理や福祉サービスの利用援助などを行います。

E 虐待防止

認知症高齢者は家族介護者や入所・入院施設従事者から虐待を受ける可能性があります。虐待の種別には，身体的虐待，心理的虐待，放棄放任（ネグレクト），性的虐待，経済的虐待があります。認知症高齢者などの障害者への虐待に気づいた人には，市町村の障害者虐待対応窓口（市町村虐待防止センター）への通報義務があります（障害者虐待防止法）。

認知症高齢者への虐待では，虐待をしている側の家族介護者に，介護疲れや認知症の知識不足，家族内での人間関係などの問題があることも少なくありません。虐待に対する早めの対応は，虐待を受けている認知症高齢者を援助するだけでなく，虐待している家族介護者に対しても問題解決や支援の手を差し伸べることにつながります。

5 自動車運転

現在のわが国の法律上，認知症者は運転が禁止されています。かかりつけ医は，日頃から受診者が運転をしているのかどうかを確認しておかねばなりません。2017年3月から施行されている改正道路交通法で，75歳以上の運転免許保有者は免許更新時等の認知機能検査が強化されました。

検査により「認知症のおそれあり」（第1分類）と判定されると，認知症の有無の判定のために医師の診断を受けることが義務づけられています。医師による認知症の診断が下されると，それを参考に都道府県公安委員会が免許の取消等の判断（行政処分）を下します（図7-5）。

診断書は認知症専門医またはかかりつけ医が書くこととされており，今後かかりつけ医が記載する機会が増えてくるものと予想されます。診断書は，日常の継続的な診察で得られる情報とともに認知機能検査（MMSEまたはHDS-R）および脳画像検査（CTまたはMRI：他院での検査可）の結果を勘案し診断を下し記載します。記載のガイドラインおよび記載例が日本医師会の「かかりつけ医向け認知症高齢者の運転免許更新に関する診断書作成の手引き」[7]や総説[8]に掲載されています。

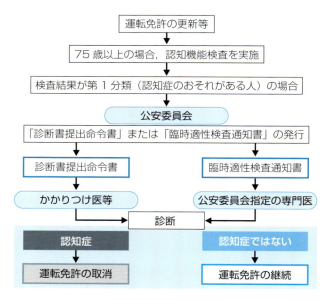

図 7–5　認知症のおそれのある高齢運転者の手続きの流れ

　自動車運転をしている受診者が認知症であると診断された場合，かかりつけ医は本人および家族へ運転中止を勧告し，その旨をカルテに記載します。主治医は，運転を中断した場合の本人の生活上の不利益をカバーする方策を家族とともに考え支援しなければなりません。家族介護者向けの支援マニュアル[9]があり参考となります。かかりつけ医は認知症と診断した高齢者に対して，できるだけ免許証を自主返納するよう促します。わかりやすく十分に説明し，自主返納に伴う各種特典もあることなどを補足説明すると，認知症が軽度な場合，本人も理解・判断でき運転中止につながることは多くあります。

　勧告にもかかわらず運転をやめようとしない認知症運転者の場合，認知症を診断した医師による任意届け出制度が利用できます。かかりつけ医レベルでの対応に困る場合は専門医や認知症疾患医療センターへ紹介するほうがよいでしょう。

6 若年性認知症

　65歳未満で発症する認知症を若年性認知症といいます。若年性認知症の人は，現役世代の人がほとんどで発症後，就労や家事の継続が困難となり，本人と家族は経済的困窮や家庭生活の維持困難など厳しい問題を抱えることになり

ます。前頭側頭葉変性症のうち，65歳以下で発症した行動障害（異常）型前頭側頭型認知症と意味性認知症は2015年7月から「難病法」に基づく難病に指定されており，医療費助成制度を受けることができます〔その他の条件あり。第5章（☞83ページ）参照〕。

「新オレンジプラン」では，若年性認知症への施策強化も大きな柱となっています。疾患の特性に配慮した就労・社会参加支援が模索されています。若年性認知症と診断された人や家族に対して，全国の市区町村，地域包括支援センターなどを通じて「若年性認知症ハンドブック」が配布されます。若年性認知症サポートセンターのウェブサイトは，http://jn-support.com/です。

7 人生の最終段階における医療

　認知症の原因疾患の3分の2はADとDLBで占められます。ADやDLBを含む変性性認知症疾患は進行性の経過をとります。認知症が重度となると，無動無言で寝たきりとなります。さらに，食事摂取が困難となり，最後は呼吸器感染症を起こし亡くなる，というのが一般的な経過です。わが国ではこれまで認知症が死因となるとの認識は一般的ではありませんでしたが，欧米ではADは死因の第4～6位を占めています[10,11]（表5-1）（☞48ページ）。わが国でも今後同様な死亡統計に近づくものと推測されます。すなわち，正常圧水頭症，慢性硬膜下血腫，甲状腺機能低下症など治療可能な少数の疾患を除き，認知症の大部分を占める変性性の認知症疾患は「死に至る病」であるとの認識が必要です。

　認知症が進行して摂食・嚥下が困難となってきた人に対して，わが国では胃瘻造設が行われることがありますが，進行期の認知症者に胃瘻造設を行うことが誤嚥性肺炎の予防や，ADLおよび生命予後の改善に有用であるというデータはありません[12]。日本老年医学会から「高齢者の終末期の医療およびケア」に関する「立場表明」が出されており，そこでは「胃瘻造設を含む経管栄養や，気管切開，人工呼吸器装着などの適応は，慎重に検討されるべきである。すなわち，何らかの治療が，患者本人の尊厳を損なったり苦痛を増大させたりする可能性があるときには，治療の差し控えや治療からの撤退も選択肢として考慮する必要がある」[13]とされています。人生の最終段階にさしかかった認知症者への経管栄養の導入については慎重に検討されなければならないでしょう。

　そもそもすべての医療行為は患者本人の同意が不可欠でありますが，終末期

の認知症の患者に本人の意思を確認することは困難です。その場合，家族がそれまでの患者の言動などを忖度(そんたく)し代理決定することになりますが，その際の家族の精神的負担は大きいものがあります。そうならないよう，まだ理解力や判断力が比較的保たれている認知症早期（あるいは発症前）の段階から，人生の最終段階における医療行為の方針について本人の意思を確認しておくこと（事前指示書が作成されることが望ましい）ができればよいと考えられます。なお，この点に関して，認知症者に成年後見制度を利用して後見人がついたとしても，後見人には医療行為の同意に関する代理権（どんな治療を行うかの決定権）はないので注意が必要です。

重度認知症者および介護者に対する支援としては「多職種のチームによって医療と介護が継続的に受けられるよう援助することが推奨され」ています[14]。施設内での看取りを積極的に行う介護施設も増えてきています。介護施設との連携も考えると，今後，認知症者の人生の最終段階における支援にかかりつけ医の果たす役割は大きいものと考えられます。

認知症が進行性で不治の病であるのならば，「進行した認知症者の終末期には，本人の苦痛の緩和に重点を置いた医療およびケアの提供が望まれます」[14]が，現在のわが国では具体的な方法は確立されていません。高齢認知症者数の増加が見込まれる今後，「認知症者の終末期の医療およびケア」については国民的レベルでもっと議論・検討が深まるべきと考えられます。

8 専門医へ依頼したほうがよい場合

かかりつけ医が認知症者を診断ないし治療するにあたり，専門医へ紹介・依頼したほうがよい場合を表 7–4 に掲載します。病診連携での対応が本人・家族の安心につながることも多いと考えられます。

表 7–4　専門医へ依頼したほうがよい場合

- 認知症の有無の判断が難しい場合
- アルツハイマー型認知症と診断したが，非典型的な症状がみられる場合
- 認知症の存在は確実だが，病名や病態が明らかでない場合
- 認知症の経過が速い場合
- 自殺念慮がある場合（→精神科医へ）
- パーキンソン症状の診断がはっきりしない場合，パーキンソン症状の薬物治療に自信がない場合（→神経内科医へ）
- 高齢者特有の問題がある場合（→老年病専門医へ）

文献

1) 佐藤雅彦：インタビュー 本人からのメッセージ. Clinician. 2012；59：347–51.
2) 繁田雅弘：ドネペジル塩酸塩による治療の意義. Clinician. 2009；56：1116–9.
3) 「認知症疾患診療ガイドライン」作成委員会，編：認知症疾患診療ガイドライン 2017. 医学書院, 2017, p233.
4) 宮永和夫：認知症ハンドブック. 中島健二, 他編. 医学書院, 2013, p410.
5) 永田久美子：ダイナミックな変革が静かに着実に進みつつある. 医療と介護 Next. 2015；1：390–3.
6) 厚生労働統計協会：国民衛生の動向 2017/2018. 2017, p250.
7) 日本医師会：かかりつけ医向け認知症高齢者の運転免許更新に関する診断書作成の手引き．〔http://www.med.or.jp/doctor/report/004984.html〕
8) 藤井直樹：かかりつけ医と改正道路交通法. 日本医事新報. 2017；4861：10–27.
9) 国立長寿医療研究センター長寿政策科学研究部：「認知症高齢者の自動車運転を考える家族介護者のための支援マニュアル」. 第2版, 2016.
〔http://www.ncgg.go.jp/department/dgp/index-dgp-j.htm〕
10) 山口晴保, 編著：認知症の正しい理解と包括的医療・ケアのポイント. 第2版, 協同医書出版社, 2010, p241.
11) 飯島　節：認知症の終末期の医療およびケア. 診断と治療. 2015；103：965–9.
12) 「認知症疾患診療ガイドライン」作成委員会，編：認知症疾患診療ガイドライン 2017. 医学書院, 2017, p97.
13) 日本老年医学会：「高齢者の終末期の医療およびケア」に関する日本老年医学会の「立場表明」2012. 日老医誌. 2012；49：381–4.
14) 「認知症疾患診療ガイドライン」作成委員会，編：認知症疾患診療ガイドライン 2017. 医学書院, 2017, p167–9.

第8章

かかりつけ医がMCIを診断し、フォローする

近年の疫学調査により，わが国における軽度認知障害（mild cognitive impairment：MCI）の人の数は，認知症有病者数にほぼ匹敵することが判明しました（後述）。認知症専門医療機関のもの忘れ外来を受診される方のうち，約 30％ が MCI で，年々その割合は増加してきています。テレビ・新聞・雑誌などで認知症に関する記事やニュースを目にしない日はないくらいで，一般市民の認知症への関心は高く，もの忘れを心配してもの忘れ外来を受診される方は多くおられます。かかりつけ医の先生方のもとにもそのような受診者は一定程度おられることと推測いたします。
　MCI と生理的健忘や認知症との違いをどのように見極めるか，また MCI と診断した場合，その後のフォロー（長い付き合いになります）をどのようにするかについて，かかりつけ医として知っておいていただきたいことをこの章で記載します。

1 軽度認知障害（MCI）とは

　認知機能が正常な状態と病的に異常な状態（認知症）とは厳密に一線で画されるものではなく，中間の境界状態があり得ます。大まかな概念として，この境界領域が軽度認知障害（mild cognitive impairment：MCI）です（図 8-1）。
　歴史的には MCI という語は 1990 年代に提唱され，当初「年齢相応以上の記

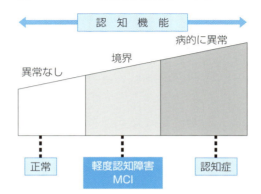

図 8-1　MCI（軽度認知障害）の位置づけ

図 8-2　MCI のサブタイプ

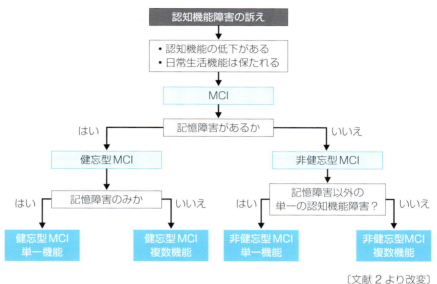

〔文献 2 より改変〕

憶低下をきたしているが，他の認知機能は保たれ日常生活は障害されていない状態」[1]と，記憶障害に重点が置かれ，将来的にアルツハイマー型認知症（AD）を発症する前段階との認識から定義されました。

その後，認知機能障害は記憶障害のみではないことが周知されるようになり，MCI は 2003 年の国際会議において記憶障害を有する「健忘型 MCI」と，記憶以外の認知機能障害を呈する「非健忘型 MCI」の 2 つの病型に拡張されました。さらに，その他の認知機能（言語，遂行機能，視空間認知など）の障害の有無により，4 つのサブタイプに分類されました（図 8-2）[2]。

認知症をきたす原因疾患には AD だけでなく種々の疾患・病態があるように，MCI の基礎疾患にも，中枢神経変性疾患，血管性認知症，全身的な内科疾患，薬物中毒，精神疾患など様々な疾患・病態があります。MCI の基礎疾患として頻度の高いものには，AD，レビー小体型認知症（DLB），前頭側頭葉変性症，うつ病，高齢者タウオパチーなどがあります。

最近の全国規模での認知症および MCI の有病率調査によると，65 歳以上人口に対して MCI の有病率は 13%，MCI 有病者数は約 400 万人（2012 年）と推定され，推定認知症有病者数にほぼ匹敵する数字です[3]。

表 8-1　軽度認知障害（MCI）の概念

		生理的健忘	MCI	認知症
認知機能障害の申告者		本人	本人または家族	家族
基本的 ADL の障害		−	−	±〜+
道具的 ADL の障害		−	−〜±	+
認知機能検査	MMSE や HDS-R など簡単な検査での異常	−	±〜+	+
	WMS-R など複雑な検査での異常	−	+	+

2　MCI の診断

　現在広く支持される MCI の診断基準はありませんが，おおむね表 8-1 のような概念としてとらえられています。すなわち，MCI は認知機能の軽度の低下はあるが，明らかな日常生活機能障害が認められない状態です。ただ MCI では，基本的 ADL では異常を認めないが，複雑な道具的 ADL になると軽微な障害が認められるケースもあります。MCI の診断においても，認知症の診断と同様に，認知機能と生活機能の評価が必要です。

3　症例

症例 16

MCI から認知症へ移行した症例（初診時 70 歳，男性）

現病歴　受診 3 年前頃より，鍵などの忘れ物が多くなる。受診半年前頃より，その程度がひどくなり，何度も取りに戻ったりするようになる。日常生活では特に問題はない。

既往歴　15 年前より高血圧の加療中。

初診時所見　著変なし

初診時検査　MMSE：29/30 点，CDR：0.5
　頭部 MRI：側頭葉内側に萎縮あり，VSRAD の Z スコア 2.38（図 8-3）。

経過　診断は MCI であるが，画像検査の結果，側頭葉内側の強い萎縮をすでに

認めたため AD の前駆状態の可能性を疑い，（保険適用外だが）ドネペジルの投与を開始し，経過をフォローした。途中症状の進行に伴い，メマンチンも追加投与したが，認知症が進行した。

	MMSE	CDR	VSRAD Z スコア
初診時	29	0.5	2.38
2 年後	21	1	3.82
3 年後	16	2	3.94
5 年後	8	3	4.19

図 8-3 症例 16：頭部 MRI（T1 強調画像，冠状断）経時変化
経年的に側頭葉内側の萎縮が進行した。（ ）内の数字は VSRAD の Z スコア。

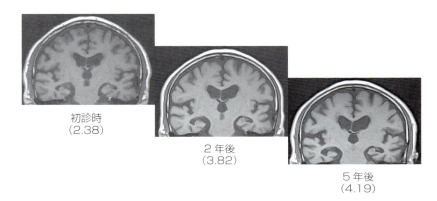

初診時
(2.38)

2 年後
(3.82)

5 年後
(4.19)

まとめ 初診時は MCI で，早期より抗認知症薬を服薬したが AD へ進展し，経年的に増悪した症例です。

症例 17

MCI のまま経過した症例（初診時 75 歳，男性）

現病歴 受診 2 年前頃より，人の名前や電話番号を思い出せないという自覚あり。身の回りのことは問題なくできている。

既往歴 かかりつけ医で高血圧の加療中。

初診時所見 著変なし

初診時検査　MMSE：25/30 点（3 単語遅延再生 2/3），CDR：0.5

　　頭部 MRI：側頭葉内側に萎縮を認めず，VSRAD の Z スコア 0.32（図 8–4）。

経過　MCI と診断した。特に投薬はせず。定期的（年に 1 回）にその後 7 年間フォローした。7 年後，もの忘れの程度はあまり進行せず，ADL は自立。MMSE は 24/30 点，CDR 0.5 と認知機能レベルは初診時とほとんど変わらなかった。頭部 MRI でも経時的変化は認めなかった（図 8–4）。

図 8–4　症例 17：頭部 MRI（T1 強調画像，冠状断）経時変化
初診 7 年後も側頭葉内側に変化はみられない。

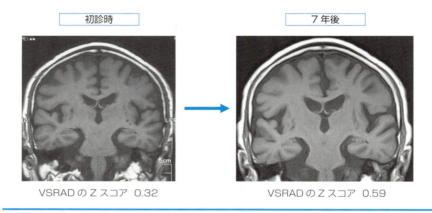

初診時　　　　　　　　　　　　　7 年後

VSRAD の Z スコア　0.32　　　　　VSRAD の Z スコア　0.59

まとめ　特別な投薬をすることもなく，7 年間 MCI のレベルで経過した症例です。

症例 18

MCI から正常状態へ回復した症例
（初診時 73 歳，男性）

現病歴　受診 5 年前頃より，もの忘れがあると妻は思っていた。受診 1 カ月前頃より，ボーッと座っていることが多くなる。身の回りのことは問題なくできている。

既往歴　かかりつけ医で高血圧，高脂血症の加療中。

初診時所見　活気のなさ以外著変なし

初診時検査　MMSE：29/30 点，CDR：0.5，SDS（うつ性自己評価尺度）：

41点（「うつ状態」）。

頭部MRI：側頭葉内側に萎縮を認めず（VSRADのZスコア1.59）。

経過 初診時，MCIと診断した。その後，かかりつけ医での加療を継続していただく（抗うつ剤の投与はなし）。1.5年後，もの忘れ外来受診。このとき，MMSEは29/30点と初診時と変わらず。一方，CDRは0（「認知症なし」），SDSが21点（正常域）といずれも改善が認められた。

> **まとめ** MCIから，うつ状態の改善に伴い認知機能が正常化した症例と考えられます。

4 MCIの転帰とフォロー

MCIがすべて認知症へ移行する（図8-5の①）わけではありません。長くMCIにとどまる場合（図8-5の②）や認知機能が正常化する場合（図8-5の③）もあります。MCIの転帰は様々です。

症例16のように，MCIの段階ですでに側頭葉内側の海馬・海馬傍回の萎縮がみられる場合は，その後のADの発症と強く相関することが示されています[4]。MCIから認知症へ進展（コンバート）する率については，年間5～15%と考えられています[5]。またコンバート率は，認知症専門医療機関でのコホート研究より地域住民を対象としたコホート研究のほうが低いこと，長期の

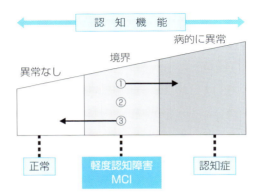

図8-5 MCIの転帰

フォロー例では年間コンバート率が低下する傾向にあり，MCIの半数近くは認知症へ移行せずに長期間経過することが予想されています[6]。またドネペジルが一部のMCIに対して一定の改善効果があるとの報告はありますが，MCIからADへの進展に対する予防効果の証明はなされていません。

MCIの人の中には，症例17のように，長期にわたりMCIレベルにとどまる例やきわめて緩徐に認知機能が障害されていく例が，それなりの頻度でみられます。ことに認知機能低下が後期高齢期に発症した場合，神経原線維変化型老年期認知症の可能性が高いことが注目されています[7,8]。神経原線維変化型老年期認知症は嗜銀顆粒性認知症とともに高齢者タウオパチーの範疇でくくられる非アルツハイマー型変性性認知症疾患です〔第5章（☞84ページ）参照〕。

症例18のように，MCIと診断されるが後に認知機能が正常となる人（リバーター）の発生率（リバート率）は16～41%／年と，報告により大きな幅があります[5]。リバーターになる人としては，症例18のようにうつ状態が改善した人のほか，診断を契機に脳の活性化のプログラムを取り入れたりして生活習慣を見直すケースもありうると考えられますが，現時点でのリバーターの特性は明確ではありません。

このようにMCIの症例がすべて認知症に移行するわけではないので，MCIと診断して直ちに抗認知症薬を開始することは適切ではありません。MCIでも認知機能障害の経過が停止性～ごく緩徐進行性の患者（ことに後期高齢者になって認知機能低下を発症した場合）が一定程度の頻度でいるため，半年～1年くらいのスパンで経過をみるという対応もあってよいと考えられます。自身では経過を評価できないが気になる患者であれば，地域包括支援センターに連絡し，そちらでのフォローを依頼するということもできます。

現在，MCIに対する治療薬はありません。しかしながら，認知機能の低下を予防するための非薬物的アプローチ（生活習慣病や食生活の改善の指導，運動や知的活動などの奨励）の導入はMCIの全ケースで実施されるべきです。認知症予防教室など地域独自の資源があれば，積極的に誘導すべきでしょう。MCIレベルだが，画像検査でADに特徴的な所見がすでに認められる場合（症例16）やDLBらしい徴候が明らかな場合は，ADやDLBの前駆状態と考えて，ドネペジルなどのコリンエステラーゼ阻害薬の投与を開始してもよいと考えられます。

文献

1) Petersen RC, et al：Mild cognitive impairment:clinical characterization and outcome. Arch Neurol. 1999；56：303-8.
2) Petersen RC, et al：Mild cognitive impairment as a diagnostic entity. J Intern Med. 2004；256：183-94.
3) 朝田　隆, 他：厚生労働科学研究費補助金（認知症対策総合研究事業）「都市部における認知症有病率と認知症の生活機能障害への対応」. 平成 23 年度～平成 24 年度総合研究報告書. 2013.
4) Jack CR Jr, et al：Prediction of AD with MRI-based hippocampal volume in mild cognitive impairment. Neurology. 1999；52：1397-403.
5) 「認知症疾患診療ガイドライン」作成委員会, 編：認知症疾患診療ガイドライン 2017. 医学書院, 2017, p147.
6) 宮川雄介, 他：軽度認知障害の長期予後. 臨床精神医学. 2014；43：1475-80.
7) 小阪憲司：神経原線維変化型認知症と MCI. 認知症に先手を打つ 軽度認知障害（MCI）. 朝田　隆, 編. 中外医学社, 2007, p.270-5
8) 樫林哲雄, 他：MCI と LNTD. 分子精神医学. 2007；7：140-3.

参考図書

2011年（アルツハイマー型認知症に抗認知症薬4剤が使用可能になった年）以降に出版された図書を中心に，かかりつけ医の先生方の診療の参考になる図書をあげました。

	書名	編著名	出版社	出版年
1	認知症疾患診療ガイドライン2017	「認知症疾患診療ガイドライン」作成委員会 編	医学書院	2017年

認知症診療に関連する6学会（日本神経学会，日本精神神経学会，日本認知症学会，日本老年精神医学会，日本老年医学会，日本神経治療学会）が協力して作成した認知症疾患に関する診療ガイドラインです。一般医師を対象としています。

	書名	編著名	出版社	出版年
2	認知症ハンドブック	中島健二ほか 編	医学書院	2013年

認知症臨床における"エンサイクロペディア"。基本的なことから最新の知見まで詳述されています。

	書名	編著名	出版社	出版年
3	認知症テキストブック	日本認知症学会 編	中外医学社	2008年

「認知症専門医」を目指す医師，認知症に関する勉強をしたいと考えている医師向けに学会が作成した"テキストブック"です。

	書名	編著名	出版社	出版年
4	認知症の正しい理解と包括的医療・ケアのポイント（第2版）	山口晴保 編著	協同医書出版社	2010年

認知症に関して医療面のみならず，リハビリテーション，ケアについても現場で役立つ情報がわかりやすく解説されています。医師のみならず，認知症に関わる全職種が対象となっています。

	書名	編著名	出版社	出版年
5	認知症 臨床の最前線	池田学 編	医歯薬出版	2012年

厚生労働科学研究費補助金 認知症対策総合事業「かかりつけ医のための認知症の鑑別診断と疾患別治療に関する研究班」の研究成果を成書としたものです。

	書名	編著名	出版社	出版年
6	かかりつけ医のための認知症診療テキスト	田平武 著	診断と治療社	2014年

かかりつけ医のための入門テキスト。日常診療に即有用な「実践編」とより詳細な解説が加えられた「基礎編」の2本立てになっています。

索引

3D-SSP 33
ADL 6
BPSD 8, 13, 112
Clinical Dementia Rating（CDR） 32
Cornell Scale for Depression in Dementia（CSDD） 32
eZIS 33
functional assessment staging（FAST） 50
Geriatric Depression Scale（GDS） 32
Hachinski の虚血スコア 73
HDS-R 26
logopenic aphasia 52
MCI 134
MIBG 心筋シンチ検査 33
Mini-Mental State Examination（MMSE） 26
Neuropsychiatric Inventory（NPI） 32
posterior cortical atrophy 52
Self-rating Depression Scale（SDS） 32
SPECT 33
VSRAD 31
WMS-R 31

[あ]

アパシー 15
アマンタジン 109
アリピプラゾール 113
アルツハイマー型認知症 43, 104
易怒性 14
意味記憶 8
意味性認知症 77, 81
胃瘻造設 129
ウェクスラー記憶検査改訂版 31
うつ症状 15
うつ病 39
運動ニューロン疾患を伴う前頭側頭型認知症（湯浅・三山病） 81
エピソード記憶 8
オランザピン 113

[か]

介護保険制度 124
改訂長谷川式簡易知能評価スケール 26
鏡徴候 16
仮性認知症 39
家族性 AD 52
カプグラ症候群 16, 60
ガランタミン 105
カルバマゼピン 113
観念運動失行 11
観念失行 11
記憶 8
記憶障害 8
キツネ・ハト模倣テスト 10, 19
基本的 ADL 6
虐待 127
クエチアピン 113
クロピドグレル 108
経管栄養 129
軽度認知障害 134
血管性認知症 67, 108
幻覚 15
幻視 15, 60, 111

見当識　12
見当識障害　8, 12
攻撃性　14
構成失行　11
構成障害　12
抗てんかん薬　113
行動障害　8, 12
行動障害型前頭側頭型認知症　77, 81
高度障害保険金　126
興奮　14
高齢者タウオパチー　84, 109
語義失語　24, 81
コリンエステラーゼ阻害薬　105
コリン仮説　105
混合型認知症　73

[さ]
作業記憶　9
錯視　60
視覚失認　12
嗜銀顆粒性認知症　84, 89
視空間認知　9
視空間認知障害　8, 9
失語　8, 10
失行　8, 11
実体的意識性　60
嫉妬妄想　16, 60
失認　8, 12
自動車運転　127
若年性AD　43
若年性認知症　128
周回　14
周辺症状　13
終末期の医療　129
常同・強迫行動　12
触覚失認　12
シロスタゾール　108
神経原線維変化型老年期認知症　84, 88

進行性非流暢性失語　77, 81
人生の最終段階における医療　129
人物誤認妄想　16, 60, 111
遂行機能　9
遂行（実行）機能障害　8, 9
成年後見制度　124
生理的健忘　37
前頭側頭型認知症　77
前頭側頭葉変性症　77, 109, 112
せん妄　38
相貌失認　12, 83

[た]
タウオパチー　84
脱抑制行動　12
地域包括支援センター　122
遅発性パラフレニア　40
中核症状　⇒認知機能障害
聴覚失認　12
重複脳病理　100
デイケア　110
デイサービス　110
テレビ徴候　16
道具的（手段的）ADL　6
透視立方体模写　11
特発性正常圧水頭症　91
時計描画テスト　32
ドネペジル　105
ドパミントランスポーター画像　35
取り繕い反応　52

[な]
治る認知症疾患　91, 97
ニセルゴリン　109
日常生活機能　6
日常生活自立支援事業　126
任意後見制度　126
認知機能　6

認知機能障害　6, 8
認知症疾患医療センター　123
認知症初期集中支援チーム　123
認知症の行動・心理症状　8, 13
認知症の重症度　6, 32
認知症の診断基準　36
認知症の有病率　2
認知症リハビリテーション　110
認知症を伴うパーキンソン病　65
脳血流SPECT検査（脳血流シンチ検査）　33
脳震盪　98

[は]
パーキンソン徴候　23
徘徊　14
迫害妄想　16
バルプロ酸ナトリウム　113
バレー徴候　23
ハロペリドール　113
非定型抗精神病薬　113
びまん性軸索損傷　96, 98
ビンスワンガー病　74
不安　15
不穏　14
振り向き徴候　52
フルボキサミン　109

変形視　60
暴言・暴力　14
法定後見制度　124
ボクサー脳症　99

[ま]
幻の同居人　16, 60
慢性外傷性脳症　99
慢性硬膜下血腫　97
見捨てられ妄想　16
メマンチン　106
妄想　15
妄想性障害　40
もの盗られ妄想　15

[や]
薬剤性認知機能障害　94
夕暮れ症候群　39, 52
抑肝散　113

[ら]
リスペリドン　113
リバーミード行動記憶検査　31
リバスチグミン　105
レビー小体型認知症　55
レム期睡眠行動異常症　61

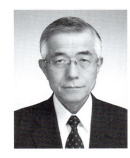

著者
藤井直樹（ふじい なおき）
国立病院機構大牟田病院名誉院長
医学博士

【略歴】
1977年　九州大学医学部卒業、九州大学神経内科入局
　　　　九州大学医学部附属病院神経内科研修医
1979年　国家公務員共済組合連合会浜の町病院内科医師
1980年　九州大学医学部附属病院神経内科医員
1982年　米国 Mayo Clinic にて research fellow
1984年　国立別府病院神経内科医長
1986年　九州大学医学部附属病院神経内科助手
1990年　飯塚病院神経内科部長
2001年　国立療養所筑後病院神経内科医長
2004年　国立病院機構大牟田病院神経内科部長
2012年　国立病院機構大牟田病院院長
　　　　（2011年より認知症疾患医療センター長併任）
2017年　国立病院機構大牟田病院名誉院長
　　　　医療法人東翔会ひがしはら整形外科医院（神経内科・認知症外来担当）

【所属学会】
日本内科学会（認定内科医・指導医）
日本神経学会（専門医・指導医）
日本認知症学会（専門医・指導医）

かかりつけ医が認知症・MCIを診る 第2版

定価（本体3,700円＋税）
2016年 7月27日　第1版
2018年 2月26日　第2版

著　者　藤井直樹
発行者　梅澤俊彦
発行所　日本医事新報社　www.jmedj.co.jp
　　　　〒101-8718　東京都千代田区神田駿河台2-9
　　　　電話　03-3292-1555（編集・販売）
　　　　振替口座　00100-3-25171
組　版　ウルス
印　刷　ラン印刷社

© Naoki Fujii 2018 Printed in Japan
ISBN978-4-7849-4545-0　C3047　￥3700E

・本書の複製権・翻訳権・上映権・譲渡権・公衆送信権（送信可能化権を含む）は（株）日本医事新報社が保有します。

〈（社）出版者著作権管理機構 委託出版物〉
本書の無断複写は著作権法上での例外を除き禁じられています。複写される場合は、そのつど事前に、（社）出版者著作権管理機構（電話 03-3513-6969，FAX 03-3513-6979，e-mail:info@jcopy.or.jp）の許諾を得てください。